U0251517

线雕秘籍

编　　著　曹思佳

主　　审　于　江

秘　　书　陈　茜　孙　音　朱洙玉

封面模特　左啊咪

模特与摄影（按姓氏拼音排序）

艾红英（爱新觉罗·红英）　曾德军　陈佩莲　但文惠　高盛美　胡　甜

柯　妍　李　军　李天媛　刘　宏　汤子娴　汪　艳　王少磊

文雅馨　谢卓玲　袁小庆　张小娥　郑锶妍　卓晓丹

北方联合出版传媒（集团）股份有限公司

辽宁科学技术出版社

沈阳

图书在版编目（CIP）数据

线雕秘籍 / 曹思佳编著. — 沈阳：辽宁科学技术
出版社，2020.7
　　ISBN 978-7-5591-1585-0

　　Ⅰ.①线… Ⅱ.①曹… Ⅲ.①美容－整形外科学
Ⅳ.①R622

中国版本图书馆CIP数据核字（2020）第067627号

出版发行：辽宁科学技术出版社
　　　　　　（地址：沈阳市和平区十一纬路25号 邮编：110003）
印 刷 者：辽宁新华印务有限公司
经 销 者：各地新华书店
幅面尺寸：210mm×285mm
印　　张：18
插　　页：4
字　　数：400千字
出版时间：2020年7月第1版
印刷时间：2020年7月第1次印刷
责任编辑：凌　敏
封面设计：曹思佳
版式设计：鼎籍文化创意
责任校对：李　霞

书　　号：ISBN 978-7-5591-1585-0
定　　价：228.00元

联系电话：024-23284363
邮购热线：024-23284502
E-mail:lingmin19@163.com
http://www.lnkj.com.cn

记得导师于江教授以前常教导我说：
"什么都有了，还要你来干嘛？"
"大家都在做了，还轮得到你来做吗？"
天性的使然，以及导师的教导，
我总爱挑战一些未曾有人做过的事，
方才有成就感。

所谓的专业书，
就应该是能让外行人看得明白，
并在看完后能成为专业人士的书，
而且在不失专业水准的前提下，
一样可以做到引人入胜。
写了这么多本，
我自觉我所创作的每一本书，
都完成了这个最基本的目标。

已经8年了，
到了说再见的时候了，
总算赶在37岁前，
完成了这本《线雕秘籍》，
这是我最后一本医学类专业书，
希望大家能够喜欢！

曹思佳

2020 年 1 月 14 日

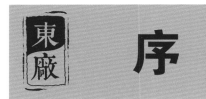

序

!

?

……

。

于记

2020 年 6 月 1 日

主编介绍

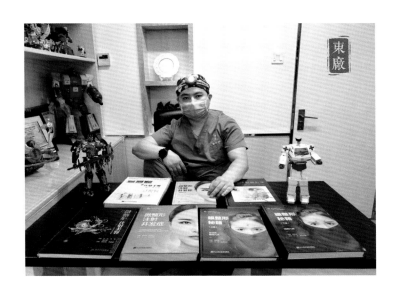

曹思佳

男，37 岁，浙江嘉兴人，整形外科主治医师

本科毕业于桂林医科大学

硕士研究生毕业于大连医科大学美容医学院，师从于江教授

职务：

深圳睛睛医疗美容机构创始人

深圳贝漾美天医疗美容医院技术院长

"东厂书友会"创始人

深圳天医美医疗科技有限公司设计师

技术特长：

擅长重睑、眼袋、提眉、内外眼角、提肌无力矫正等各类眼整形手术

自创研发及改良革新多种术式，风格及特色鲜明

尤其喜好接诊各类疑难杂症以及失败案例的修复

同时擅长肉毒素、玻尿酸、线雕等各类微整形项目

擅长处理栓塞、生长因子增生等各类微整形并发症

即将转战鼻整形领域

主要成就：

《七色丛书》

主编：

黑书《微整形注射美容》

绿书《微整形注射并发症》

青书《眼整形秘籍 上册 总诀式、基础九式》

蓝书《眼整形秘籍 下册 独孤九剑》

黄书《微整形注射并发症·续集》

主译：

白书《玻尿酸注射手册》

橙书《微整形注射解剖学》

喜马拉雅二维码
扫码可收听作者更多课程

sintatakato04

（注意：原微信 sintatakato、
sintatakato02、sintatakato03
均已满，老朋友请勿重复添加）

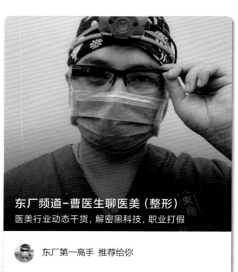

东厂频道-曹医生聊医美（整形）
医美行业动态干货，解密黑科技，职业打假

东厂第一高手 推荐给你

长按识别二维码收听
喜马拉雅

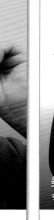

美丽 不 忽悠

美丽不忽悠 | 医学美容大解密
专业整形医生，打造专业医美科普节目

大眼猫

东厂第一高手 推荐给你

长按识别二维码收听
喜马拉雅

（作者已在喜马拉雅 APP 开了东厂频道专辑。读者可扫码关注，免费收听，欢迎多
刷好评，多多点播）

深圳睛睛医疗美容机构

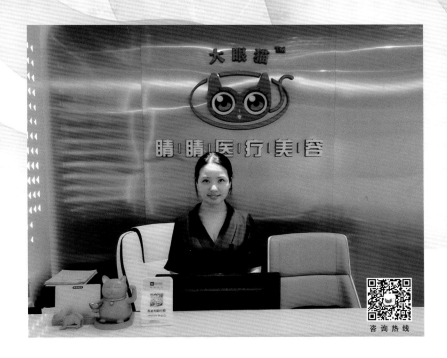

  深圳睛睛医疗美容是作者新创办的一家医学美容机构，走小而精的路线，专著于眼整形与各类微整形（含线雕）、私密整形，以及其他各类疑难杂症的修复。

  机构位于深圳南山区桃园路田厦金牛广场-A座3305。交通便利，地铁1号线桃园站A出口。地理环境优越，紧邻南山区政府。于2020年3月开始正式营业，努力打造一个以技术为先、特色鲜明的民营小型示范机构。

  作为"东厂"的示范教学基地，机构会不定期举行开放日活动，以方便更多的医生前来学习交流。

  同时也将进一步开展对于眼整形修复、微整形栓塞的救助活动，详情可通过微信进一步了解。

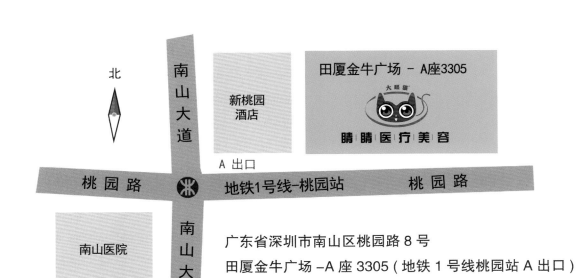

广东省深圳市南山区桃园路 8 号

田厦金牛广场 -A 座 3305（地铁 1 号线桃园站 A 出口）

TEL: 0755-86958006

该有的，基本都有了！

睛睛医疗美容
大眼猫

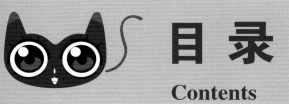

目 录
Contents

第四章　布线设计及术前麻醉

第五章　线雕的基本操作方法

第六章　常见部位的线雕操作

第七章　常见并发症及处理

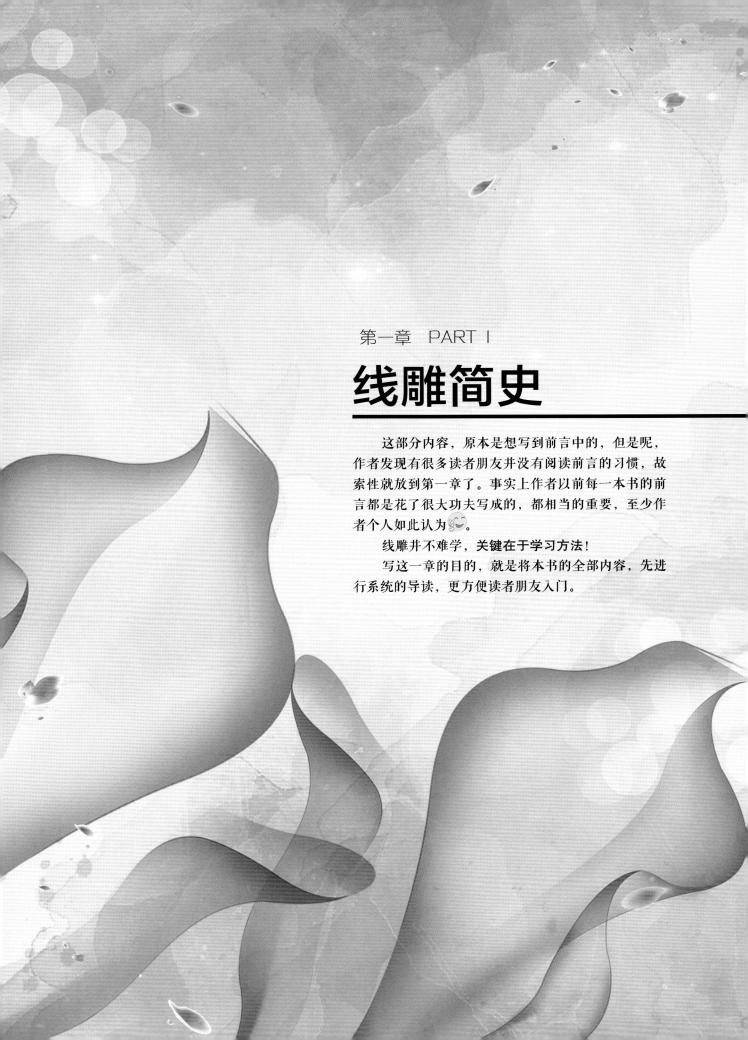

第一章 PART I

线雕简史

　　这部分内容，原本是想写到前言中的，但是呢，作者发现有很多读者朋友并没有阅读前言的习惯，故索性就放到第一章了。事实上作者以前每一本书的前言都是花了很大功夫写成的，都相当的重要，至少作者个人如此认为😊。

　　线雕并不难学，关键在于学习方法！

　　写这一章的目的，就是将本书的全部内容，先进行系统的导读，更方便读者朋友入门。

从生物进化史中得来的灵感

本章名为"**线雕简史**",并非要像历史课本那样去考究线雕技术的来源,作者更没有兴致去寻一个祖师爷来给自己高攀吹牛用,只不过是从进化论的角度,来给大家梳理一下线材的分类,以及线雕技术的发展,以方便读者朋友记忆和理解。图1-1中的3本书给作者带来了很多灵感。

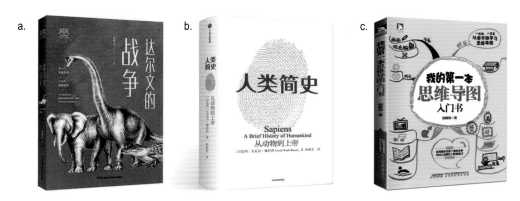

图1-1　a~c　这3本书给作者带来很多灵感,建议读者朋友在业余时间,购正版书阅读

适者生存!

线本身不会自我进化,只是为了适应环境,以及在日益激烈的市场竞争中脱颖而出,各大厂家不断开发出新的线材种类和型号,拥有新的功能;医生们也不断地在临床实践中总结归纳,开发出更新的技术,最终的大方向都是一样的(图1-2)。

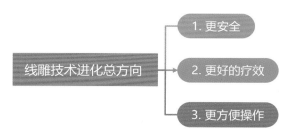

图1-2　线雕技术进化的三大方向

线雕,无论是材料,还是操作技术,都经历了这样的发展过程。
而不适者,则会被市场淘汰。

第二章导读　线材的基本分型

在这一章里,作者基本上将目前市面上所有的线材都进行了分类讲解。可以先将我们使用的线材拆成**针**与**线**两个部分(图1-3),分别从**线**与**针**的进化路线,厘清所有型号的线材。

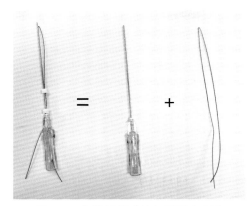

图1-3　将线材拆成**针**与**线**两个部分

针型的进化

针型的进化是从无到有，再至更安全、更方便的过程（图1-4）。

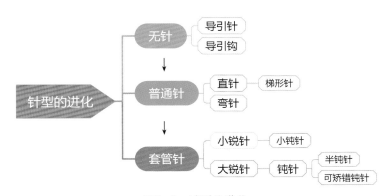

图1-4　针型的进化

早期都是只有线，而没有针，即**无针**。在正式操作前，需要将线穿入针中，无论是缝合用的弯针还是导引穿刺用的直针，都需要手工穿线。

为了操作更加方便，不久后，市场上就出现了针与线连接在一起的产品，无须穿线即可直接操作，更加方便快捷。

随后又出现了**套管针**，即将线体事先穿入空心的针管内，针刺入体内，再拔出，线即存留在体内，使埋线的操作更为方便。

套管针的出现是一个质的飞跃，大大提升了埋线的效率，使得大面积、大量植入平滑线的操作变得极其便利，**"刺猬流"**成为了主流。

随着线体越来越粗，针也随之加粗。由于粗壮的锐针容易损伤血管，导致严重血肿，随即进化出不易损伤血管的**钝针**。

由于某些部位钝针不易穿刺，不久后又进化出了铲形的**半钝针**；为了使初学者更易入门，减少误伤率，普通钝针，还从另一个方向，进化出了**可矫错钝针**。

线体的进化

线体材料的进化

线体材料的进化，是由永久到短效，再到中效的过程（图1-5）。

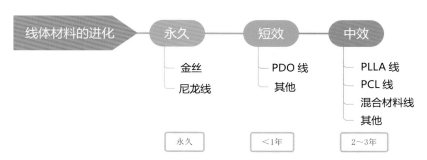

图1-5　线体材料的进化

最早使用的线是传说中的金丝埋线中的金丝。金丝在人体内永远不被吸收，安全性低，远期的不良反应严重，故并未流行太久，在收了一小部分先富起来的人的"智商税"后，金丝埋线带动了一帮坑蒙拐骗的人迅速致富，然后很快就在"江湖"上绝迹了。

数年后，吸收快的PDO线登场，如**寒武纪生命大爆发**（图1-6）那般，线雕技术进入了一个急速发展期。即便到了现在，PDO线仍是线雕操作的主流。

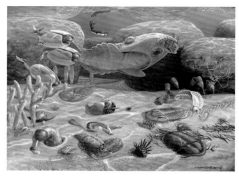

图1-6　寒武纪生命大爆发（图片来自百度搜索）

PDO线虽然安全性较高，但有着吸收过快、效果维持时间偏短的缺点，故吸收慢的PLLA线与PCL线开始登场。

等价交换原则：效果越好，所需要付出的代价也越高，吸收慢的PLLA线和PCL线虽然效果维持时间更长，但是风险也随之增加，故目前仍未撼动吸收快的PDO线的"江湖"地位。

线体外形的进化

线体外形的进化相对较为复杂，可分两条主要路线（图1-7）：

第一条路线是**普通平滑线**（单股）进化到**多股平滑线**和**螺旋线**，通过线体的数量以及缠绕方式的不同，得到不同的效果。

　　第二条路线则是进化出了锯齿，有更为强大的组织钩挂能力。当**锯齿线**出现后，线雕技术就脱离了以**增生紧致**为主要目的的"刺猬流"，迅速向另一个更实用的方向发展，以**悬吊提升**为主要目的，拥有更为强大的提升、抗衰老效果。锯齿的发展则经历了单向到双向和多向的过程，无论锯齿如何成形，外观如何"怪异"，基本路线都是钩挂能力越来越强大，或操作越来越方便。

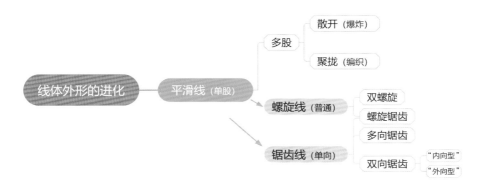

图1-7　线体外形的进化

　　如此一捋顺，任何一款线都可找到它在进化树上相对应的位置，就很容易搞清楚这款线有何功用了。再认真看一下本书第二章的内容，应该对所有的线材有较为深刻的理解了。

第三章导读　线雕的基本原理

　　很多人喜欢学习形形色色的招式，而不知变通，终究难成高手。

　　表面的招式，花花哨哨，是永远学不完的。更关键的是，要明白核心的原理！眼整形如此，微整形或线雕也是如此。就像《倚天屠龙记》中的张无忌，有着九阳神功的基础，再学太极拳，看一遍，招式全忘了，也就真的学会了。

　　这一章将目前所有线材的作用原理总结成了9个要点（图1-8），明白了这些要点之后，后面形形色色的布线方法、埋线操作的原理也就清晰了。

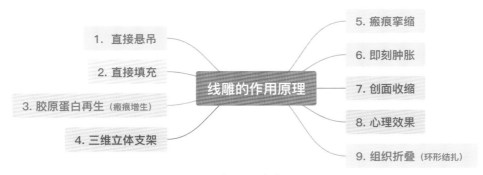

图1-8　线雕的9个作用原理

第四章导读　布线设计及术前麻醉

经常有人问，这个部位怎么设计、那个部位怎么设计，却无论如何都得不到标准答案！

问了也白问！

每个人都有各自独特的布线方法，宛如各门派的剑法，武当有武当的剑法，峨眉有峨眉的剑法，华山、昆仑、崆峒各门各派，无论是好是坏，剑法都各不相同，我们不可能全部记住。

但是剑法终究是剑法，而非刀法，所有剑法都有共同之处，明白了本质，也就一目了然了。

线雕布线的方法因人而异，各不相同，明白了设计目的，所有的布线方法（图1-9）就可清晰明了。独孤九剑就是这样"无招胜有招"的。

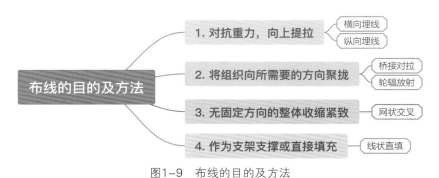

图1-9　布线的目的及方法

麻醉方法则与普通的局部小手术并无区别，很容易掌握。本章贡献了"蓝色妖姬"的配方，相信大家会喜欢。

 第五章导读　线雕的基本操作方法

再次强调，表面的招式，花花哨哨，是永远学不完的！

很多人总以参加一个培训、学得某位专家的一招半式而欣喜若狂，却不知变通，囫囵吞枣，总难在实践中应用自如。

其实，无论多么复杂、花哨的招式，都可拆解成最简单的步骤。线雕的操作，无非是**开孔、进针、出针、拉紧**（或压紧）**、收尾**而已（图1-10）。

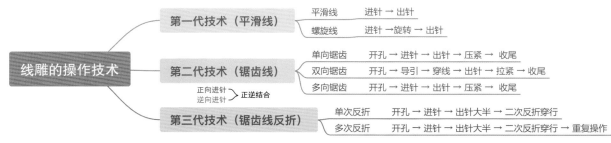

图1-10　线雕的操作技术

就如同写汉字。

无论多复杂的汉字（图1-11），都可先拆解成简单的偏旁部首，最终拆解成最基本的元素，横、撇、竖、点、折5个笔画，这就是**五笔字形**，再将这些笔画重新排列组合，即可打出成百上千个常用汉字，再组合成千千万万、数之不尽的文章著作。

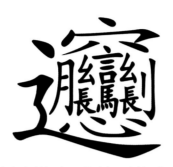

图1-11　无论多复杂的汉字，最终都可拆解成最基本的5个笔画

作者一直使用五笔输入法，对此拆分重组的理念体会更深。无招胜有招，只有将所学的招式全部忘却，才能随心所欲，变化出千招万招（图1-12）！

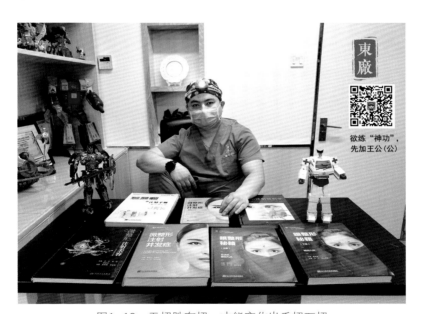

图1-12　无招胜有招，才能变化出千招万招

用这个思维，可以破解一切复杂的汉字，自然也能破解一切操作复杂的手术。线雕的操作并不算太复杂，自然更加容易破解了。

这一章，经重新组合后，基本上囊括了目前可以见到的所有线雕基本操作技术。

在明白核心的前提下，掌握了排列组合规律，这些形形色色的方法即可一目了然。倘若不明白规律，单纯用考试的思维死记硬背，那背下来的全是死招，并无多少用途。

希望读者在细细阅读、充分领会第三章的内容后，再粗略地快速看完这一章内容，大致有个印象即可，而无须死记硬背。

通过思考，体验一下，张无忌学太极拳，那种看一遍，招式全忘了，才算真的学会了的切身感觉。

第六章导读　常见部位的线雕操作

这是本书内容最多的一章，估计也是读者最喜欢的一章！尤其是那些只想着以最快速度学会某一部位的线雕技术，却不求甚解的读者最喜欢的一章！

这一章，以线雕效果的星级评分标准为纲领（图1-13），哪些部位建议做、哪些部位不建议做、为何这样分级、如何细节操作、有何注意事项均有详细说明。

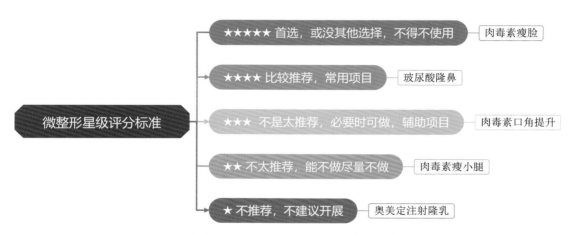

图1-13　微整形星级评分标准和代表项目

这一章除了详细记录作者自创的一些"绝招"外（图1-14），还将几大流派的主要操作技术，以及有些"大咖"引以为傲、秘而不宣或遮遮掩掩的绝招，尽数收录其中。

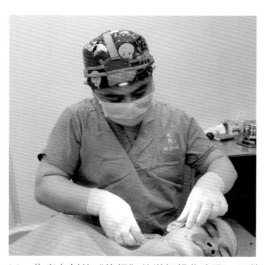

图1-14　作者自创的"绝招"的详细操作步骤，尽数收入

单纯把这一章拿出来，就已经是一本相当完整而详尽的线雕"手册"了，却称不上"秘籍"！

所以，还是建议读者朋友，能在将前几章的内容充分理解的情况下，再看这一章的内容，这样才能有更加深入的体会，才能有更多的收获。

 ## 第七章导读　常见并发症及处理

线雕的风险远小于玻尿酸注射，故并发症并不多，何况作者早已写了一部《微整形注射并发症》和一部《微整形注射并发症·续集（容嬷嬷针法）》，这两部书的内容并不相同，为上、下册的补充关系，已基本将目前所知的微整形项目（包括线雕）的常见并发症都收录在里面，故有些内容就没必要再重复了。

因此，这一章，作者把目前所知的线雕的常见并发症，收录于3张表格中，并将**症状、表现**和出现**并发症的原因、处理及预防的方法**等进行简明扼要的说明，以方便读者查询。

 ## 小结

线雕并不难学，希望大家有信心！

线雕这一领域内容，学院派的主流教授们并不重视，各大医学院校到目前为止，可以说都没有任何相关方面的教学大纲，一切源自临床实践！不必为学历的不足而自卑，也不必为资历的不足而自惭，任何一个医生只要认真学习、多加实践、勤加思考，都能将线雕的技术掌握透彻，甚至很快形成自己的独特风格。

作者本人，在线雕这一领域，并没有哪个老师系统地教过，研究生期间得到了导师于江教授（图1-15）的部分"内功心法"，"出道"后就像练了北冥神功的段誉那样，四处"观战"；或与人交手切磋，顺便吸点别人的"功力"；有时还从一些并发症中反向推导出操作方法。

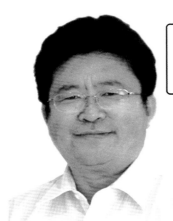
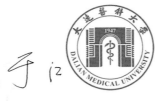

· 什么都有了，还要你来干嘛？
· 大家都在做了，还轮得到你来做吗？
· 不是它没用，而是你没用；
因为你没用，所以你没用！

图1-15　作者的导师，大连医科大学美容医学院，于江教授，"内功心法"的传授者，导师。导师，关键在于"引导"，而非填鸭式灌输

这些吸来的内容，零零碎碎，东拼西凑，好在有"九阳神功"的根基，倒也容易吸收，并融会贯通，然后在临床实践的一步步摸索中前进，在实践中不断总结，也就有了这本《线雕秘籍》。

这应该会是我的最后一部**医学专著**了（图1-16）！

相信本书后文的内容，绝对不会让大家失望！

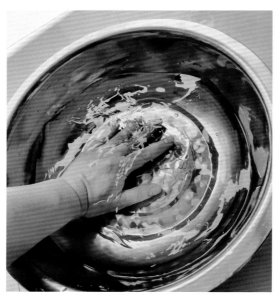

图1-16　金盆洗手

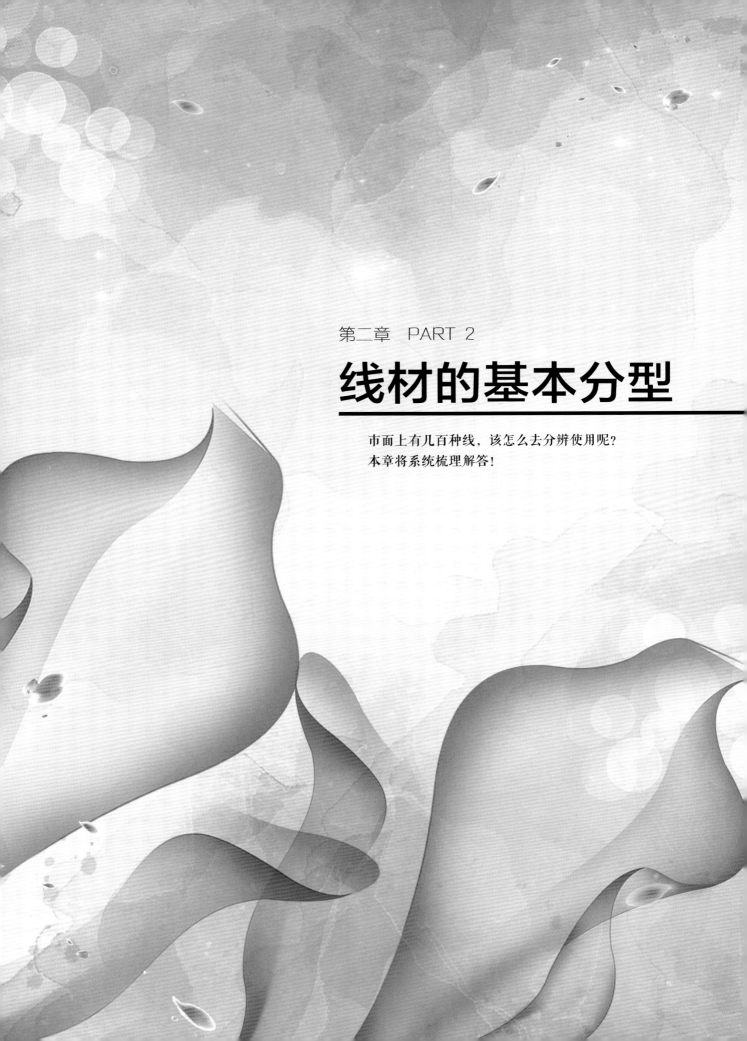

第二章　PART 2

线材的基本分型

市面上有几百种线，该怎么去分辨使用呢？
本章将系统梳理解答！

线材的种类繁多（图2-1），目前市面上有证没证的各类线材，不下数百种，且还在不断地增加中，是不可能、也没有必要，将每一种线都强行记住的。

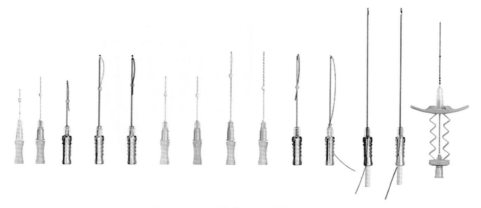

图2-1　形形色色的线材数不胜数

要将这些线的用法都**掌握**（注意，不是记住！），首先要对形形色色的线材进行分类。线材的分类方法花样繁多，归纳总结如图2-2。

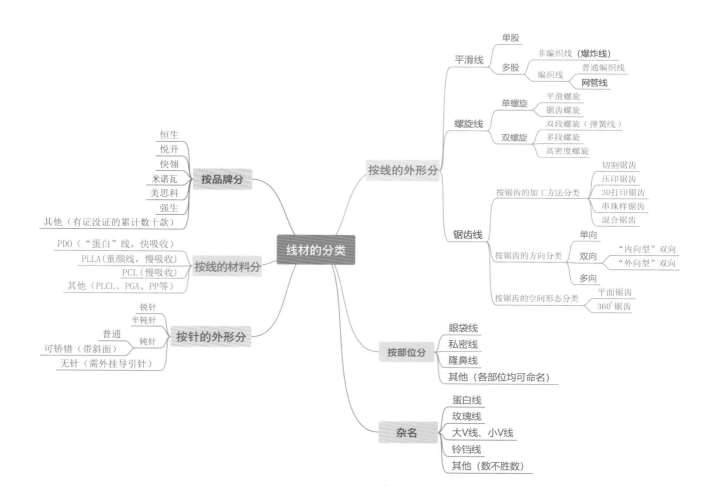

图2-2　线材分类的思维导图

不必刻意去强行记忆这张图表，只需了解一下分类方法即可。

本章将以此图为目录，详细地对各类线材进行讲解。

 ## 线的材料分型

PDO（PPDO）线（图2-3）

PDO，即P-Dioxanone，中文名为**对二氧环己酮**，常用别名为1,4-二氧六环-2-酮，2-对二噁烷酮等，化学分子式为$C_4H_6O_3$。

PPDO，即Poly（P-Dioxanone），另一种常见的拼写方式为Poly（1,4-Dioxan-2-One），中文名为**聚对二氧环己酮**，为PDO（P-Dioxanone）的聚合体。

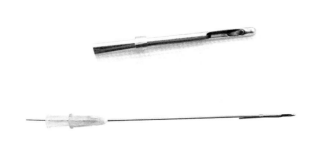

图2-3　PDO线

PPDO和PDO实为同一种材料！不要误以为PPDO线为PDO线的升级版。

因为不"聚"，即没有第一个"P"，就没法形成我们所用的线材。单体的PDO是无法形成线状结构的，所以市面上的PDO线（图2-3）其实都应该称为PPDO线。

只是因为对二氧环己酮有些拗口，PPDO发音又比较累赘，因此在临床中，大多数医生还是习惯地将其简称为**PDO线**，本书后文也用此名称。

还要注意，外科手术中最常使用的可吸收线，**PDS线**，英文全称为P-Dioxanone Suture，其实就是单丝的PDO缝线（石冰，《PPDO埋线提升面部年轻化应用》）。

PDO线是最早在中国大陆广泛使用的美容提升线，"江湖"俗称"**蛋白线**"，在获得正规认证前，就已经在"黑针会"大量非法使用了。

蛋白线一词，虽然名不符实，却广泛被大众所接受，故也常于整形美容咨询中使用，如同"鱼香肉丝"里没有鱼一样（图2-4），PDO线中并没有任何蛋白质的成分，习惯成自然。

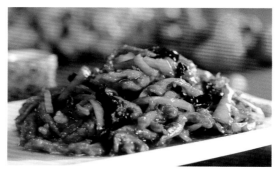

图2-4 蛋白线中并没有蛋白，如同"鱼香肉丝"中没有鱼

PDO线在人体内可被完全降解，2~3个月内为隐性降解期，即并无明显分解表现（图2-5），组织反应与不可吸收材料类似，2~3个月以后开始明显降解，并呈不断加速的趋势；4个月以后大部分被吸收；6个月基本降解吸收完全（石冰，《PPDO埋线提升面部年轻化应用》）。

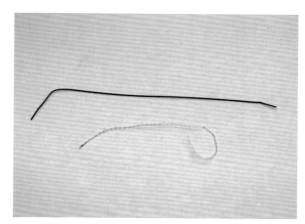

图2-5 PDO线植入2个月后的形态（下）与原始形态（上）的对比

PDO线的吸收速度因线的**粗细规格、植入部位、术后护理**以及**患者个体差异**的不同而有所不同，不同的学术资料给出的数据也有较大差异（例如：崔海燕的《东方线雕美容医学》中认为，24周开始碎片化，48周大部分才能被吸收，与石冰著作中的数值差异较大），因此，线的吸收时间，只能有一个大概的数值，而不能有一个精确值。

总的来讲，我们只需要记住：

正常情况下，PDO线在0.5~1年内能被完全吸收，是一种较为安全的、快吸收类的材料。

PLLA 线（图2-6）

PLLA线，即**聚左旋乳酸线**，英文名为**Poly-L-Lacitic Acid**，以玉米、木薯等为原料，具有良好的生物可降解性，在体内可完全被吸收，最终生成二氧化碳与水。

聚乳酸类的材料早已被广泛用于生物医药领域，如一次性输液工具、免拆型手术缝线、药物缓释的包装剂、骨科的内固定材料（图2-7）、组织修复材料、人造皮肤等。

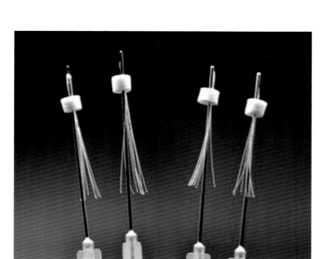

图2-6　PLLA线（此款为爆炸线，可用于小部位凹陷填充）

相比PDO线，PLLA线在体内的分解时间要缓慢许多，可达2～4年，故可认为PLLA线是一种中长效的材料。

由于注射用的PLLA产品在国内被称为"童颜针"（图2-8），故PLLA线又常被称为**童颜线**。

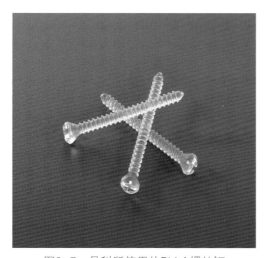

图2-7　骨科所使用的PLLA螺丝钉

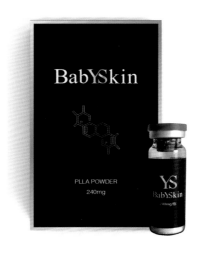

图2-8　"童颜针"的材料成分就是聚左旋乳酸即PLLA（此款为悦色童颜针）

由于PLLA线在人体内的吸收速度更慢，在人体内存留时间更久，故会刺激人体产生更多的胶原蛋白，能起到一定的填充效果，可充当一种固体的填充剂，用于局部凹陷的填充，如鼻唇沟、苹果肌、颞部、阴道内壁等，同时还可起到一定的提升效果。

注意

使用线材对各部位进行填充，其效果及风险各不相同（详见本书第六章的星级评分标准，143页）。

PCL 线（图2-9）

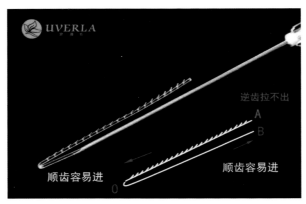

图2-9　PCL线（此款为单向锯齿的可矫错鼻背线）

PCL线，即**聚己内酯线**的简称，英文名为Poly Caprolactone，具有良好的生物相容性、记忆性、生物可吸收降解性，被广泛应用于各领域。

PCL线便于加工、性能可靠，常被用作组织工程支架材料。其结晶性较强，降解较为缓慢。

PCL线的降解过程可分为两个阶段，**第一阶段**表现为分子量不断下降，但并不发生形变，类似于玻尿酸的等容性降解；而当分子量降到一定程度，没法支撑起物理结构时，即进入降解的**第二阶段**，体积开始缩小，逐渐被人体完全吸收。

PCL材料已被广泛用于外科手术领域中的手术缝线、骨科夹板、放疗板、树脂绷带、牙印模等。

纯的PCL材料质地相对较软，不利于制备出强硬的倒钩来，但PCL与其他材料的相容性较强，不同的配方比例可衍生出不同的线材来，故现在市面上的PCL材料，实际上都是以PCL为主的混合性材料。

如著名的意大利悦升线，即为PCL+PLLA+保密配方的混合物。

其他材料

PLCL，即Poly-（L-Lacktide）-Caprolactone，中文名为**聚己内酯与L-丙交酯共聚物**。

GA+TMC，中文名为**乙二醇与亚丙基碳酸酯共聚物**。

PGA，即Polyglycolic Acido，中文名为**聚乙醇酸**，又称**聚羟基乙酸**。

PP，即Polypropylene，中文名为**聚丙烯**。

……

这些形形色色的线材，并未广泛用于美容整形线雕中，故读者有个大致印象即可。

作者的个人意见

PDO线是最早进入中国市场，并广泛流行起来的一类线，品牌型号最多，竞争也最激烈。很多著名的品牌，无论是有证还是没证的，大多都是以PDO线为主打产品。

由于PDO线吸收速度较快，有时难以达到较为持久的悬吊提拉效果，故从2018年开始，有部分厂家开始在中国大陆推广吸收更慢、在体内维持时间更长的PCL线。

同为慢吸收线的PLLA线，则一直不温不火，不及其同门产品"童颜针"来得火爆。

不管是哪种材料的线，其作用原理都是类似的（线雕的基本原理读者可详见第三章相关内容，46页）。

等价交换原则不可违背，吸收慢、维持效果久，确实是优点。但绝对不会有哪款产品只有优点而无缺点，吸收慢的线安全系数相对略差，若遇到感染，就会引发不少悲剧；不可控的异常增生导致的表面凹凸不平，也会给患者带来不良影响。作者本人就是一个受害者（图2-10a、b）。

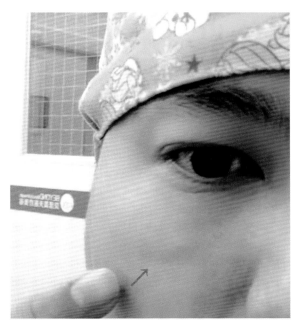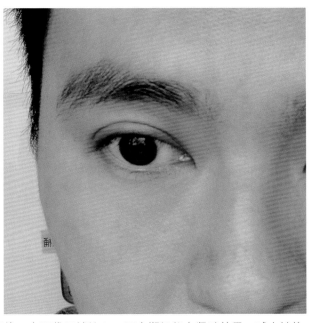

图2-10　a　作者3年前"自宫"，使用韩国产的某款PLLC线，在眼袋区域植入，原本期望能有紧致效果，减少皱纹。在植入1年半后，线仍未完全吸收，并在不知不觉中增生出异常的突起，3年后仍有较严重的突起，并能触摸到线的残留。b　后经多次"自宫"曲安奈德注射，以及在艾红英（爱新觉罗·红英）医生的皮秒激光治疗后，方才痊愈，此为惨痛教训

故作者本人，在平时的临床操作中，为追求更高的安全性，更偏向于以吸收快的、安全系数更高的PDO线为主打，宁可采用少量多次的方法来达到补充效果。只有在某些特殊情况下，才会选用吸收慢的PCL线或PLLA线来得到辅助效果。

此为作者的个人意见，仅供读者参考！

甲之蜜糖，乙之砒霜——亦舒《曼陀罗》

东厂 线的外形分类

另一种常见的分类方法为按线的外形分类，PDO、PLLA、PCL材料均可制成以下各类外形的线材，不同的外形型号有其特殊的功能，本章节将一一详细讲解。

平滑线（长短粗细，单股多股）

单股平滑线（图2-11）

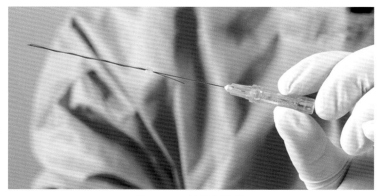

图2-11　单股平滑线

【外形特点】

即一根细线收藏在一根针中，大多为锐针，线的一小部分伸出针外，由一小块海绵或塑料圈固定，防止线尾晃动。

【用途】

主要用于紧致皮肤，减少细纹。常用于眼周及全面部的紧致，也可用于较深的静态皱纹，如额纹、颈纹的直接填充。

注意

这一章节仅介绍线材的功能，各部位的埋线治疗均有不同的效果等级，详见本书第六章的星级评分标准以及各部位的详细操作内容，见143页。

多股平滑线1-爆炸线（图2-12）

【外形特点】

由平滑线进化而来，无非是单股改多股，以提高埋线效率。

针的直径要略粗一些，针里面并非一根细线，而是由多根细线组成。当穿入体内，针拔出后，多股线就会膨胀开来，故名**爆炸线**（图2-13）。

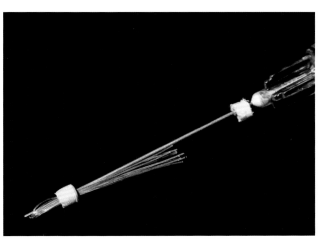

图2-12　爆炸线

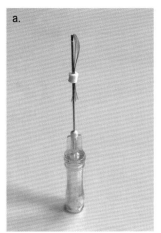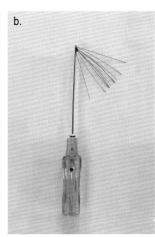

图2-13　爆炸线的a聚拢及b散开状态

【用途】

爆炸线相当于加强版的单股平滑线，主要用于鼻唇沟等较深凹陷的填充，偶用于额部等较大面积以及较深皱纹的填充。一根线的效果相当于普通单股平滑线的几倍至十几倍。

相比单股线，多股线的液体吸附性要强得多，故有一些医生将溶脂针与多股编织线混合使用，用于局部的溶脂减肥。

多股平滑线2-编织线（含网管线，图2-14）

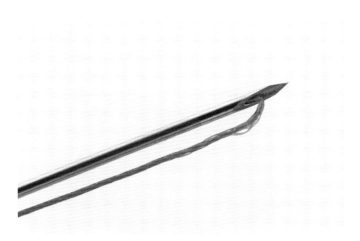

图2-14　编织线

【外形特点】

由爆炸线进化而来，将原本散开的线编织到一起。

编织线和爆炸线类似（图2-15a），均属于多股平滑线，只不过针里面的多股线被拧成一根"麻花辫"（图2-15b）。穿入体内，针拔出后，编织线不会像爆炸线那样膨胀开来。

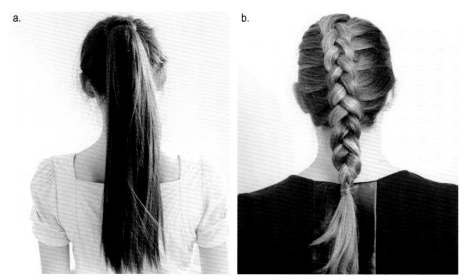

图2-15　a爆炸线与b编织线的区别

不同的编织方法会产生不同的形态（图2-16）。

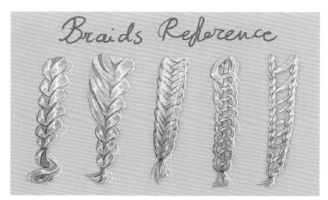

图2-16　不同的编织法，得到不同的形态

网管线其实就是一类特殊的编织线（图2-17），包括最近出现的一种套管线，名为"网润线"，其实本质上是一款新型的编织网管线（图2-18a、b）。

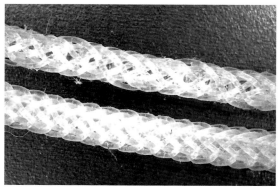

图2-17　网管线

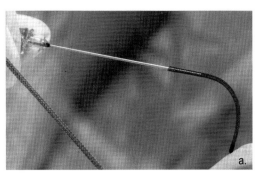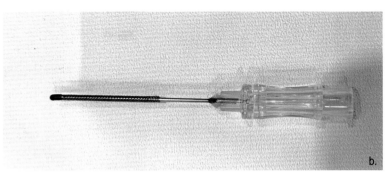

图2-18　a、b　爱拉斯提新出的"网润线"

【用途】

由于网管线特殊的三维立体结构框架，可使组织液充分渗透，并全面包裹，网管样的结构还能给刺激的组织增生提供三维立体的框架。因此，聚集的网管线比分散的爆炸线填充力更强，塑形效果更好。

常用于眉弓、较深的鼻唇沟的填充，但不建议用于皮肤较薄区域的填充，可能造成皮肤表面明显可见的线状凸起，不平整。

螺旋线

螺旋线是平滑线进化的另一个方向，将平滑线针管外的线螺旋样缠绕于针管外壁，就得到了螺旋线。

单螺旋线（图2-19）

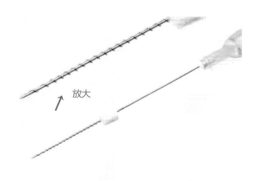

放大

图2-19　单螺旋线

【外形特点】

单螺旋线和平滑线一样，一根细线收在一根针中，均为锐针，暴露在针管外的线较针管内的线长，并呈螺旋样缠绕在针管外壁。

【用途】

螺旋线是平滑线的升级版，环绕在针外壁的线体，拉直后能延长好几倍，可在一次植入操作中植入更多的线，故进线效率比平滑线要高。

另外还有一个额外的收获，使用旋紧的手法，使线在体内收缩，如同一个弹簧的旋转收缩（图

2-20），可同时带动皮肤及皮下组织收缩，使局部外观更加紧致。因此，有些品牌的螺旋线有时又被称为弹簧线（图2-21）。

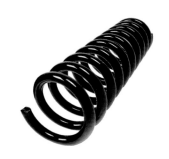

图2-20　螺旋线与弹簧有几分类似

单螺旋线以前常被用于全面部的收缩紧致，但提升收紧效果不及锯齿线，故现在用得较少，已基本被小V线代替。

不过由于其螺旋弹簧样的特性，对埋线部位的表情影响，相比锯齿线要小一些，外观触感也更加柔顺。所以某些情况下，例如对下颌缘轻度下垂要求进行紧致塑形时，或苹果肌等小部位提升时，仍有一定的优势。

还可利用其螺旋收缩的效果来收紧眼袋的眶隔内脂肪，以及口角等部位的脂肪。

双螺旋线（图2-21）

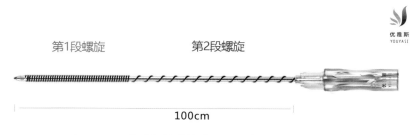

图2-21　优雅斯的弹簧线，可视为一种双螺旋线

【外形特点】

有关于双螺旋线的定义并没有统一，至少有3类线被称为双螺旋线。

第1类

作者个人认为，有些厂家宣传的"弹簧线"，最符合双螺旋的定义（图2-21），由一松一紧两道螺旋组成，紧的那段起到更稳定的固定效果，而松的那段旋紧后则起到弹力提拉效果。

第2类

另一种双螺旋的概念为将单股平滑线编织成多股，此为第1道螺旋，然后再将这多股线缠绕成螺旋线的外观为双螺旋线，即螺旋状的编织线（图2-22）。

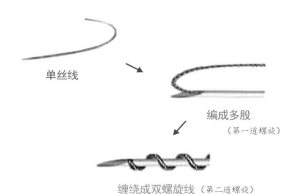

单丝线

编成多股
（第一道螺旋）

缠绕成双螺旋线（第二道螺旋）

图2-22 另一种双螺旋线形式

第3类

还有一些厂家将螺旋密度较高的螺旋线称为双螺旋线，密度较低的则称为单螺旋线（图2-23a、b）。但作者个人认为，这种观点似乎并不准确。

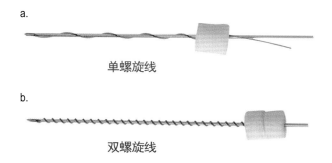

a.

单螺旋线

b.

双螺旋线

图2-23 a、b 某些厂家以螺旋的密度来定义单螺旋线还是双螺旋线

【用途】

双螺旋线为螺旋线的加强版，功能相似，主要用于面部、躯干、四肢的提拉及网状交叉埋线，以紧致皮肤为主要目的，并有着一定的提拉效果，其提升效果强于平滑线和普通螺旋线，但是仍远不及锯齿线。

锯齿螺旋线（图2-24）

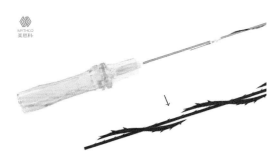

图2-24 锯齿螺旋线

【外形特点】

为锯齿线与螺旋线的结合，即较细的锯齿线缠绕在针外面，而形成螺旋。

【用途】

这是一种加强版的螺旋线，顺倒钩方向拧紧，就不会回缩，弥补了普通螺旋线旋紧后易回缩的缺点。可用于较深层次的组织收紧，常用于双下颌、手臂等部位的紧致。

要注意，这种线相对较粗、旋紧收缩力过强，不太适用于面部提升的埋线。

锯齿线（图2-25）

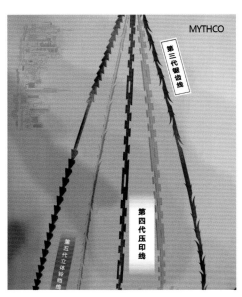

图2-25 多种类型的锯齿线

锯齿线是平滑线的升级版，较粗的平滑线，用刀片斜切，即可形成最原始的锯齿（图2-26b），从而得到了钩挂组织的能力，使提拉紧致效果大大提升。

锯齿线是目前使用最为广泛的线，相比平滑线和螺旋线，有着更为强大的收紧提拉效果，埋线后即刻可以看到对比明显的提拉效果。

无论是针还是线体，锯齿线相比平滑线和螺旋线，都要粗得多。

锯齿线的种类繁多，下文将从形成锯齿的加工方法、锯齿的方向、锯齿的空间形态来分类讲解。

按形成锯齿的加工方法分类

锯齿线上的锯齿，主要有5种方法加工而成。

1. 切割锯齿线（图2-26a、b）

早期的锯齿线都是使用刀刃，直接在线材上切割，来形成锯齿倒钩（图2-26a），即形成了切割锯齿线，这也是目前市面上见得最多的一类线。不同的厂家有独特的切割工艺（图2-26b），因此锯齿的大小、方向，线的材质、粗细均有区别，种类繁多。

a.

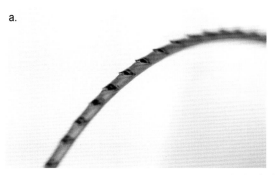

b.

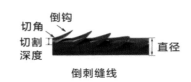

倒钩

切角

切割
深度

直径

倒刺缝线

切线的要求

切线角度：切割角度为167°，它的作用力最大

切割深度：倒刺切割深度是30%，它有最强作用力，倒刺沿线呈螺旋状

倒刺密度：每1cm有13个倒刺，达到线体提拔力与抗张强度的完美均衡

图2-26　a　切割锯齿线局部；b　某款切割锯齿线的工艺要求

2. 压印锯齿线（图2-27）

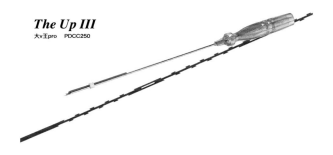

图2-27　压印锯齿线

压印线是通过模具，一次压印成形出线及锯齿，和幼儿园小朋友玩的橡皮泥模具压印的原理差不多（图2-28）。

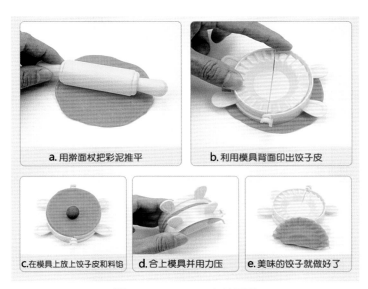

a.用擀面杖把彩泥推平　　b.利用模具背面印出饺子皮

c.在模具上放上饺子皮和料馅　d.合上模具并用力压　e.美味的饺子就做好了

图2-28　a~e　压印的原理

由于是一体成形，不易收缩变形，因此对比同样粗细的切割锯齿线，压印锯齿线有着更为强大的倒钩（图2-29a）。一些厂家的广告词中，显现出满满的自信（图2-29b）。

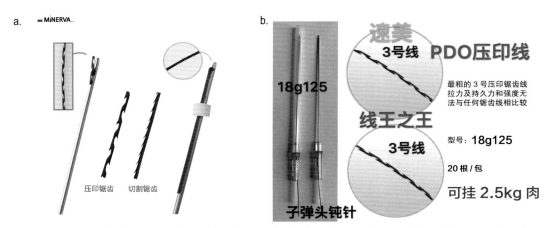

图2-29　a　压印锯齿线，同样粗细的线材，相比切割锯齿线，明显可见压印锯齿线有着更为强大的倒钩；b　压印锯齿线，广告中充满自信

但要注意，并非拉力越强，线的质量越好，功能越强大。就好比开得快的车未必比开得慢的车要强大，关键是看在哪个方面用（图2-30a、b）。

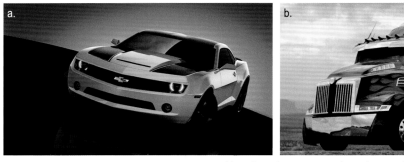
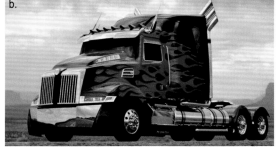

图2-30　a开得快的车；未必比b开得慢的车更强大

3. 3D打印锯齿线（图2-31）

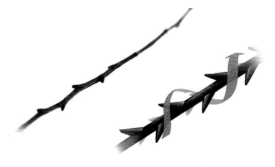

图2-31　3D打印锯齿线

这类线是在一根直线上面，通过3D打印的方法，增加小小的凸起或倒钩，以形成锯齿的效果。

3D打印形成的倒钩，形状、方向都可控制，造型灵活，其钩挂能力强于切割锯齿线，弱于压印锯齿线，但它可以做到压印线无法做到的360°各个方向均有倒钩，因此作用力更为均衡。

由于无须关注线体在体内的旋转，操作手法要求较低，很适合初学者入门。

4. 串珠样锯齿线（图2-32）

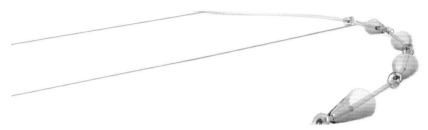

图2-32　中国台湾医生爱用的铃铛线就是串珠样锯齿线

将带倒钩的环套像珠子样串在线上面，然后通过特殊的工艺进行融合，某些铃铛线就是用这种工艺生产的（图2-32）。

使用这种方法，可以将不同材料的线，与不同形状的锯齿融合到一起，得到一些特殊的效果（图2-33）。

爱拉斯提线

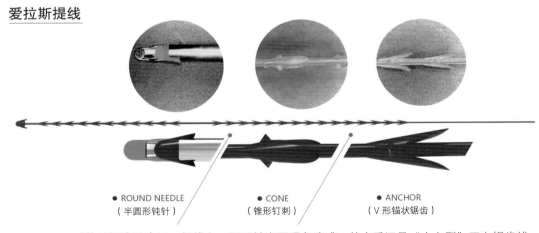

● ROUND NEEDLE
（半圆形钝针）　　　● CONE
（锥形钉刺）　　　● ANCHOR
（V形锚状锯齿）

图2-33　不同形状的锯齿融合到一根线上，不要被表面现象迷惑，其本质还是"内向型"双向锯齿线

5. 混合工艺锯齿线

由于压印锯齿具有更强大的固定作用，而切割锯齿则有更方便灵活的悬吊调节功能，故有厂家将两者结合起来，形成了混合锯齿线，以达到优势互补、合二为一的效果（图2-34a、b）。

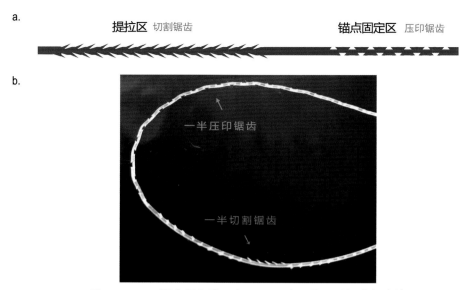

图2-34　a　混合锯齿线示意图；b　合二为一的混合锯齿线

混合锯齿线可视为**加强版**的切割锯齿线，上端的压印锯齿部分主要起固定作用；下端的切割锯齿部分方便顺着锯齿方向穿行；两者结合在一起，起到了上端固定、下端提升悬吊的效果。

按锯齿的方向分类

锯齿线根据锯齿形状和方向的不同，可分为单向锯齿线、双向锯齿线、多向锯齿线三大类。

单向锯齿线

最早出现的且最为基础的便是单向锯齿线（图2-35a～c，图2-36）。

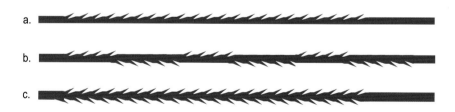

图2-35　a~c　几种不同的单向锯齿线示意图

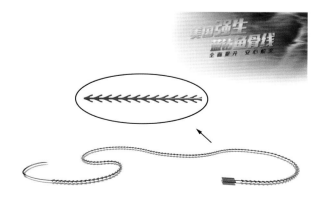

图2-36　单向锯齿线（此款为强生公司出品的单向锯齿鱼骨线）

【外形特点】

所有的锯齿倒钩都往一个方向展开（图2-35a～c），可以很平滑地正向进针穿线。逆向提拉，则锯齿张开，卡紧组织，起到固定以及提升的效果。

【用途】

最早期的锯齿线均为单向锯齿，曾广泛使用，但由于容易单向滑动，进线后容易移位（图2-37），已被其他更先进的线所代替，所以现在的面部提升操作已很少用到单向锯齿线。

目前市面上最常见的单向锯齿线，为强生公司出品的鱼骨线（图2-36），其特殊的压印锯齿结构、吸收速率与线体基本一致。非尖锐的锯齿倒钩能减少组织的切割伤，以及外层特殊的抗菌涂层，是这款线的主要特色。

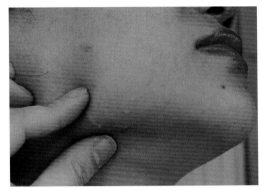

图2-37　向下移位后的单向锯齿线

由于单向锯齿线有着顺着锯齿方向容易进、反向不易出的特点，有些品牌利用了这点优势，设计出了可矫错鼻背线，就又成了一款很有特色的新产品了（图2-39）。

双向锯齿线（图2-38a~c，图2-39）

【外形特点】

为了解决单向锯齿线容易滑动、收紧力不够强的缺点，随即便进化出了双向锯齿线。双向锯齿线中间的一小段并无锯齿，中间段的两边则排列着相反方向的锯齿。

为了描述方便，作者在本书中，将锯齿倒钩方向均朝内的双向锯齿线，称之为**"内向型"双向锯齿线**（图2-38a~c），将倒钩方向均朝外的称为**"外向型"双向锯齿线**（图2-39）。

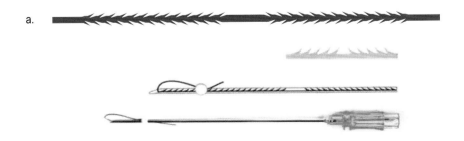

图2-38　a　"内向型"双向锯齿线示意图

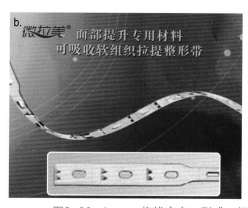
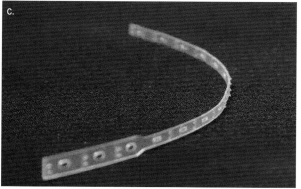

图2-38 b、c 将线变宽，形成一根带子，微拉美的本质还是"内向型"双向锯齿线

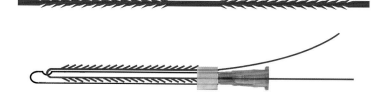

图2-39 "外向型"双向锯齿线示意图

【"内向型"双向锯齿线的用途】

相比单向锯齿线，"内向型"双向锯齿线具有向内的两个方向的钩挂力，故收紧提拉的效果更强（图2-40a、b），且不易移位。

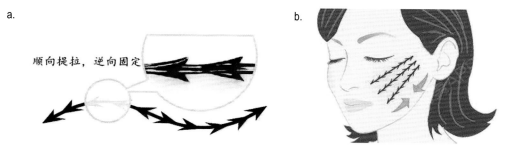

图2-40 a、b "内向型"双向锯齿线的作用

较细的双向锯齿线还能用于组织的收拢，比如缩嘴唇（图2-41）、缩鼻翼、聚拢苹果肌、收紧阴道口等，作用原理都相同，可根据部位不同，来选择长短及粗细规格不同的线。

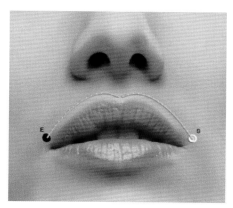

图2-41 双向锯齿线收缩上唇

将"内向型"双向锯齿线的线体对折后，中间无齿段固定于组织深层，即相当于2根连接在一起的单向锯齿线（图2-42a）。对折后的双向锯齿线，用于面部悬吊提拉的力量，比单向锯齿线和多向锯齿线都要大得多，还常用于躯干及四肢部位的提拉紧致。市面上这类线大多是无针的裸线（图2-42b），使用时需要使用导引针配合。

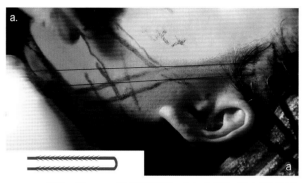 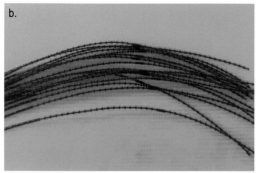

图2-42　a　对折使用的"内向型"双向锯齿线，相当于2根单向锯齿线；b　无针的裸线

作者现在惯用的逆向进针法，也可以看作是一种将"内向型"双向锯齿线对折的使用方法（详内本书第五章相关内容，121页）。

【"外向型"双向锯齿线的用途】

"外向型"双向锯齿线的线体对折后，也可当成2根单向锯齿线使用（图2-43a、b）。由于有着易进不易出的特点，埋线隆鼻大多使用这种线，从而不必担心线体的下滑（图2-43c）。

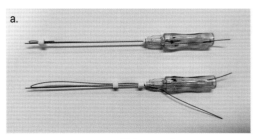

a　单股线与双股线

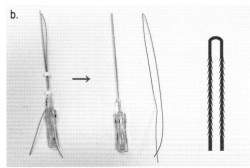

b　对折后的1根双向锯齿线，相当于2根单向锯齿线

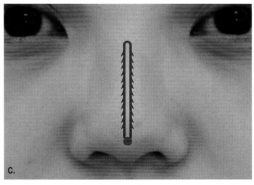

c　常用于鼻背埋线，易进不易出（此图为专门的隆鼻线示意图，与左图并非一款线）

图2-43　a~c　"外向型"双向锯齿线对折后使用

如果用于面部的提升，埋线的方法则与"内向型"双向锯齿线有着较大差异，但拉力与锯齿方向的关系都是一致的（图2-44a、b）。求同存异，透过现象看本质。

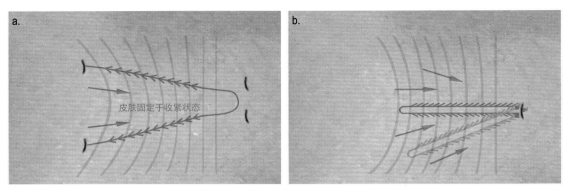

图2-44　a、b　要达到类似的效果，虽然埋线方法不同，但拉力与锯齿方向的关系却是一致的

多向锯齿线

【外形特点】

这是单向锯齿线为增强固定效果的另一个进化的方向。

多向锯齿线各个方向的锯齿都有，交替出现（图2-45），不同厂家、不同型号的线，锯齿的排列均会有所差异。

图2-45　多向锯齿线示意图

各厂家都会宣称自己的线是独特的专利设计，有着别家不具备的、独特的、高大上的效果，但无论是何种形状的锯齿，其本质原理都一样，就是各方向都有锯齿、各个方向都能挂紧，勿被外表所迷惑（图2-46）。

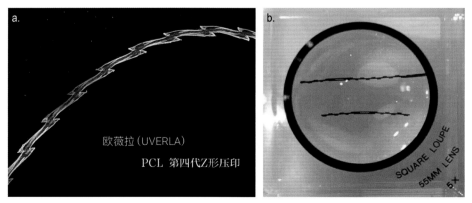

图2-46　a　有些形状特殊的压印线，本质上都是多向锯齿线；b　现实中的线，看着会比宣传图中的要细小得多（5倍放大）

【用途】

多向锯齿线进入体内后，坚实固定于原位，既不易前进，也不易后退，故提拉能力不及双向锯齿线，但组织固定能力更强。

由于多向锯齿线的操作简单、容易入门，因此对面部及身体各部位的紧致提拉上，使用最为广泛。

在没有双向锯齿线的情况下，虽然效果稍弱、操作也没那么流畅，但只要长短、粗细接近，还是可以替代双向锯齿线来使用的。

按锯齿的空间形态分类

平面锯齿线（图2-47a）

平面锯齿线，即锯齿分布于一个平面上，可以理解为"左右"侧有锯齿，或单侧有锯齿。压印线均为平面锯齿，切割锯齿线也以平面锯齿居多。

为了让线体在各个方向都有钩挂能力，这样就可以无视线体在体内的旋转，故进化出了立体的360°螺旋锯齿线（图2-47）。

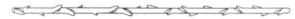

a. 平面的压印锯齿

压印锯齿，拉力强，效果更好、更稳定，维持期更长久

b. 立体的360°螺旋锯齿

螺旋锯齿，360°螺旋锯齿，不易脱落，全方位提拉效果更好

图2-47 a、b 平面的压印锯齿线与立体的360°螺旋锯齿线的对比

360° 锯齿线（图2-48）

【外形特点】

360°锯齿线常被称为玫瑰线（图2-49），这个称呼比较形象，即环绕线的主干，360°各个方向都有锯齿。

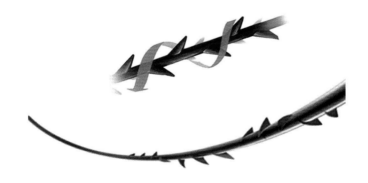

图2-48 360°锯齿线示意图

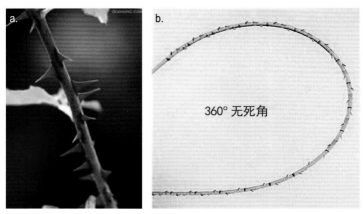

图2-49　a、b　360°锯齿线的锯齿排列，就像玫瑰花上的刺

　　如果说早期的多向锯齿线是单平面的锯齿交替出现，可理解为左右有钩，而360°锯齿线就是环绕着整根线，各方向都有倒钩（图2-49a、b），这样的线植入体内后，无论哪个方向，都有着较强的钩挂力。

　　360°锯齿线有通过切割形成的，也有使用3D打印工艺形成的（图2-50）。压印线无法做到这种360°环绕的效果。

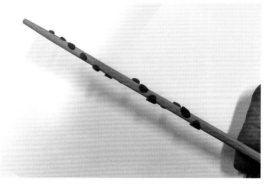

图2-50　用橡皮泥模拟一种环绕型的3D打印360°锯齿线的效果

　　中国台湾很多医生爱用的铃铛线，本质上就是一种加强版的360°锯齿线（图2-32、图2-51），拥有极强的钩挂能力。

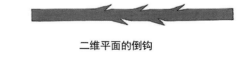

二维平面的倒钩

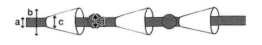

三维立体的倒钩

图2-51　铃铛线的本质

针的外形分类

锐针（图2-52）

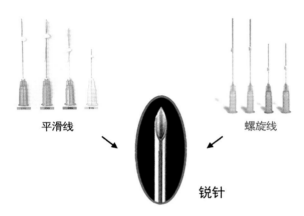

平滑线　　　　　　　螺旋线

锐针

图2-52　大多数的单丝平滑线及螺旋线为锐针

　　普通的注射针头都是锐针，平滑线和螺旋线大部分都是锐针线，意大利悦升线直接连接的特殊的三棱针及弯针（图2-53a~c）都可归到这一类。

　　锐针方便直接穿刺，除在皮下穿行外，还能在致密的真皮层内进行穿刺，这是钝针无法办到的。

　　早期的锯齿线使用的也都是锐针，但在操作时，尤其是初学者操作时，层次掌握不当，容易伤到血管，造成大出血，所以现在的锯齿线配套的大多为钝针或半钝针。

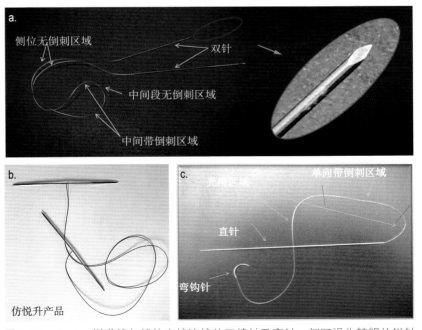

图2-53　a~c　悦升线与线体直接连接的三棱针及弯针，都可视为较粗的锐针

钝针（图2-54）

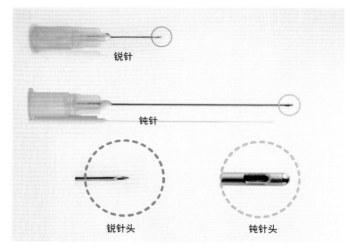

图2-54　锐针与钝针的区别

针头圆钝，呈半球状或子弹头状，线头从侧面开口露出，多用于各类锯齿线（图2-55）。有些厂家的眼周平滑线会使用钝针头（图2-56），以减轻眼周穿刺时形成的血肿。

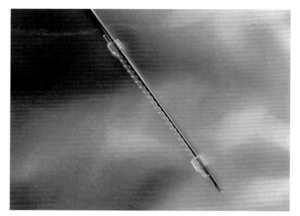

图2-55　钝针头的鼻背线

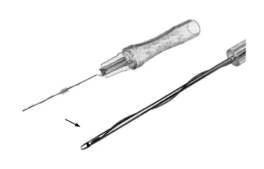

图2-56　钝针头的眼周平滑线

钝针的优势是不易直接刺破血管，在皮下穿行时，也不易穿刺到其他层次而导致误伤，方便初学者操作，更加安全可靠，故现在的锯齿线原配的针大多为钝针。

现有的钝针又常分为两种类型，为普通钝针和可矫错钝针（图2-57）。

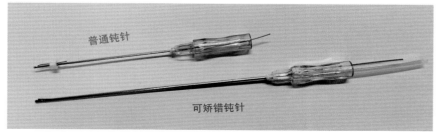

图2-57　普通钝针和可矫错钝针

普通钝针（图2-58）

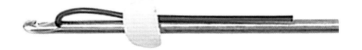

图2-58　普通钝针

普通钝针的结构与平滑线相似，只是外形粗壮一些，部分线头探出针外，由一小块海绵（或塑胶圈）固定，操作时插入体内，海绵被推到针尾，线头暴露接触组织，形成阻力，抽针时线即留在体内（具体操作方法请见本书第五章，88页）。

这种针线一体的设计，**优点**是一旦针进去了，再后退出针，线就留在体内了，操作方便简单；**缺点**也是一旦针进去了，再后退出针，线就留在体内了，没有第二次矫正的机会，尤其是对组织层次把握不好的初学者，不太方便入门。

故厂家又开发出来了可矫错钝针线。

可矫错钝针线（图2-59）

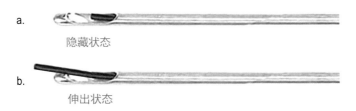

a.
隐藏状态

b.
伸出状态

图2-59　a、b　可矫错钝针线

主要的改进，就是钝针针头开口处有个斜面，线全部隐藏在针里面（图2-59a），针进入人体内，确认层次、位置准确无误，拔去后面的固定塞，将线尾向前推送，线头即可伸出针头处的斜面（图2-59b）接触到人体组织，形成钩挂，出针后线即留在体内（具体操作方法请见本书第五章，91页）。

这种线的优点是不怕初学者犯错，如果穿刺层次不对，只要将针拔出，重新穿刺即可，而不必担心线留在体内。

因此这种线便被命名为**可矫错线**，作者更习惯地将其称为**可后悔线**。

这种针还可以直接用来反复穿刺剥离，而不必更换其他的针，剥离完后直接进线，操作极其方便，皮下剥离可大大增加皮下的粘连度，以增加埋线后的固定效果。

正因为有如此多的优点，所以现在市面上大部分的大V线，以矫错线居多，对于初学者，尤其推荐使用这种针型的线。

半钝针（图2-60）

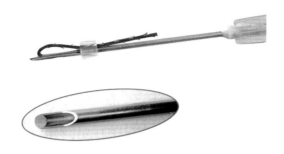

图2-60 半钝针，前端呈铲形

半钝针的形状介于锐针与钝针之间，前面呈铲形（图2-60），远没锐针那样尖锐，因此不易直接刺穿血管，相比钝针的半球面针头，铲形的斜形面更容易在组织中进行钝性分离，更加方便进针，算是兼具了两者的优点（图2-61a、b）。

现在有很多厂家的锯齿线，尤其是小V线、隆鼻线使用了这种针型，还有一些因多股线捆绑后致使形态较粗的爆炸线、网管线也会使用这种针型（图2-62）。

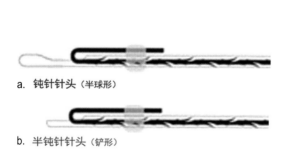

a. 钝针针头（半球形）

b. 半钝针针头（铲形）

图2-61 a、b 钝针与半钝针的区别

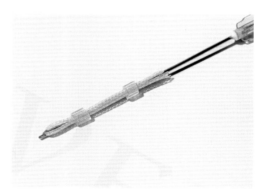

图2-62 此款可矫错的网管线，使用的是半钝针

无针线（图2-63）

无针线，顾名思义，就是单独一根线，而没有针。

有一些厂家的线，由于相关政策的原因，所配的针并不适用于面部线雕，需要将线剪断后单独使用，实际上和没针也没什么区别。

这时，就需要自配导引针以及其他器械来辅助线的植入（图2-64a、b），这些单独使用的线均可称为无针线。

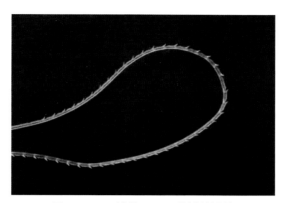

图2-63 无针线，即不带针的裸线

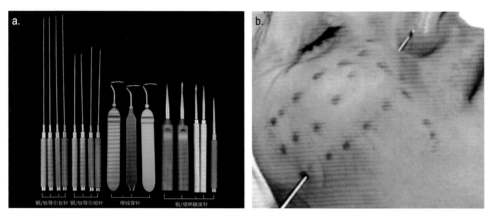

图2-64 a 形形色色的配套导引器械；b 导引针穿刺中

其他分类法

　　由于线的品牌、型号数不胜数，"江湖"上还有一些杂七杂八的分类法，但是无论是哪种分类法，都是上面的线型和针型的不同组合而已，明白规律就可，而没必要将每一种线都死记硬背下来。

　　而一旦新出一款线，也无非就是去分析一下线的**形状**、**粗细**、**锯齿方向**以及针的**粗细**、**钝锐**、**可否矫错**，即大致知道这线有何用途了。

　　前文的分析方法是偏向学术型的，只适合医生们学习，并不方便与患者交流，也许你永远都无法跟一个没有任何医学背景的患者讲明白螺旋线和锯齿线的区别，故有时在现实中，不得已，还是会常常用到一些并不严谨的杂名。

按部位命名

　　眼袋线、私密线、双下颌线、乳房悬吊线……

　　这个比较容易理解，标明是哪个部位的线，就用在哪个部位。

有些复杂的部位，部分厂家还会给出套装组合来，像悦升线的乳房套装组合、面部提升套装组合等。

其他杂名

蛋白线、4D、4S、4G、玫瑰、大V、小V、童颜线、鱼骨、铃铛、小帽子……数不胜数。

蛋白线（图2-65）

以上所有的线，在和患者咨询沟通时均可称为**"蛋白线"**，虽然里面没有任何蛋白质的成分，但可以刺激体内胶原蛋白再生（瘢痕增生），故也不算名不符实。

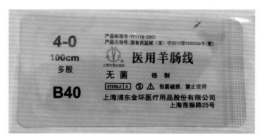

图2-65 真正的蛋白线

不过医学专业人员，还是务必要把上面所讲的线和真正的蛋白线区分开来。羊肠线之类的线，才是货真价实的蛋白线（图2-65）。

4D、4S、4G线（图2-66）

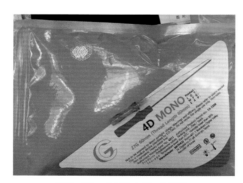

图2-66 包装上的"4D"

4D、4S、4G线是最早进入我国的某韩国品牌的型号区分，现在还较广泛地使用。4D就是平滑线（图2-66），4S就是螺旋线（S呈弯曲状，即可联想记忆成螺旋），4G就是锯齿线（G，汉语拼音，Gōu，有倒钩，即为锯齿线）。

玫瑰线（图2-48）

前文已有提及，玫瑰线就是360°环绕的锯齿线。

大V线与小V线（图2-67）

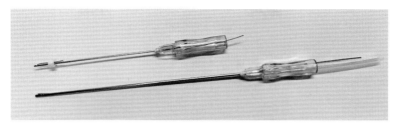

图2-67　用于提升面部的锯齿线，粗的叫大V线，细的叫小V线

无论是哪种方向的锯齿线，也不管是哪种针型，只要具有"V脸提升"的效果，粗的（通常为18G、19G）均可称为**大V线**，细的则称为**小V线**（通常为21G、23G）。

这种称呼很是形象方便，大家也习以为常，故本书中时常会用到。

童颜线1

童颜线的其中一种含义为某一品牌慢吸收线的通称，其注册名字就叫"童颜线"，但并不代表它的成分就是童颜针的成分——聚左旋乳酸。

童颜线2

童颜线的另一种含义即为聚左旋乳酸线了，因为其成分和童颜针相同，所以取名为童颜线。

鱼骨线（图2-68）

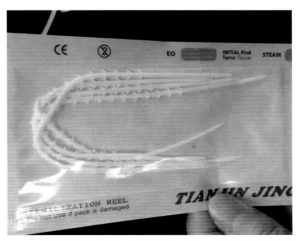

图2-68　最早出现在"江湖"上的，不可吸收的硅胶鱼骨线

最早的鱼骨线是硅胶鱼骨线，是早期的一种不可吸收的产品，外形就似鱼骨，其实就是不可吸收的强效双向锯齿线（图2-68），且有硅胶的弹力作用，提升力量极强，早期用于面部的提升。

虽然效果显著，但是患者感受很差，过紧、过痛。由于不可吸收，需要通过手术取出，操作比较麻烦，所以现在已经很少有人使用。

有少数医生将硅胶鱼骨线用于女性私密整形中阴道口的收紧，运用得当，倒是可以得到比可吸收的而没弹性的线更好的效果。

现在更常见的鱼骨线，则是通过压印技术生成的PCL鱼骨线（图2-69）。

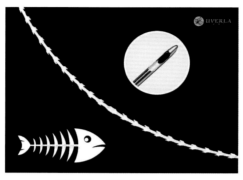

图2-69　PCL压印鱼骨线

铃铛线（图2-70a、b）

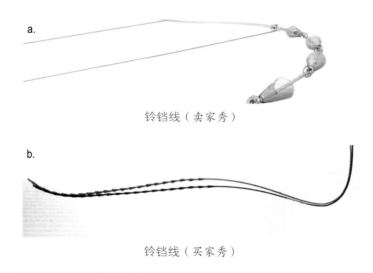

a.

铃铛线（卖家秀）

b.

铃铛线（买家秀）

图2-70　a、b　铃铛线（厂家宣传图与实际产品图往往会有不少差距）

前文我们已经提到了，铃铛线其实就是加强版的呈360°环绕的双向或单向锯齿线。

特殊的锥形结构（图2-70a），可谓是360°无死角的倒钩，故其钩挂力比普通的锯齿线更加牢固。

这种线，中国台湾的医生用得比较多，而在大陆由于一直没证，价格又相对较高，除外聘的台湾医生在美容院操作外，很少有人在医院内使用。

铃铛线又分为两种类型：一种是只有铃铛部位可吸收，线不吸收，残留在皮下，可在数年后，找到线的残端，再收紧打结，起到二次提拉效果；另一种是铃铛和线都可吸收，相当于加强版的锯齿线。

线的储存

各类线材若保存不当，均会出现变性，尤其是PDO线，最容易损坏，常会遇到断线、无法植入、线体粉碎等现象（图2-71）。

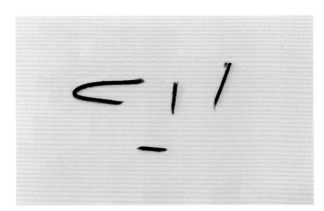

图2-71 保存不当，氧化断裂的PDO线，线体很脆，一触即断

故以PDO线为标准，其他线材也最好能做到以下几点：

1. 常温避光保存

温度高会加速线材的分解，造成线体脆弱、易碎、易断。故需要在阴凉的地方储存，必须在30℃以下，建议在20℃以下常温保存。

2. 尽量不要放冰箱冷藏

开关冰箱时会产生温差，温差太大很容易返霜，返霜以后线材容易受潮，线材一旦受潮吸水就会加速氧化。

3. 打开产品外包装后尽快使用

外包装采用铝锡纸包装，里面填充的气体是氮气，对聚对二氧环己酮起保护作用，同时隔绝空气，主要是隔绝氧气。

所以，虽然里面还有一层无菌的内包装，仍要注意，一旦打开产品外包装后，就得尽快用完，建议不要超过1周。

如果在使用过程中发现氧化了的线体变脆、易断，请立即停止使用。

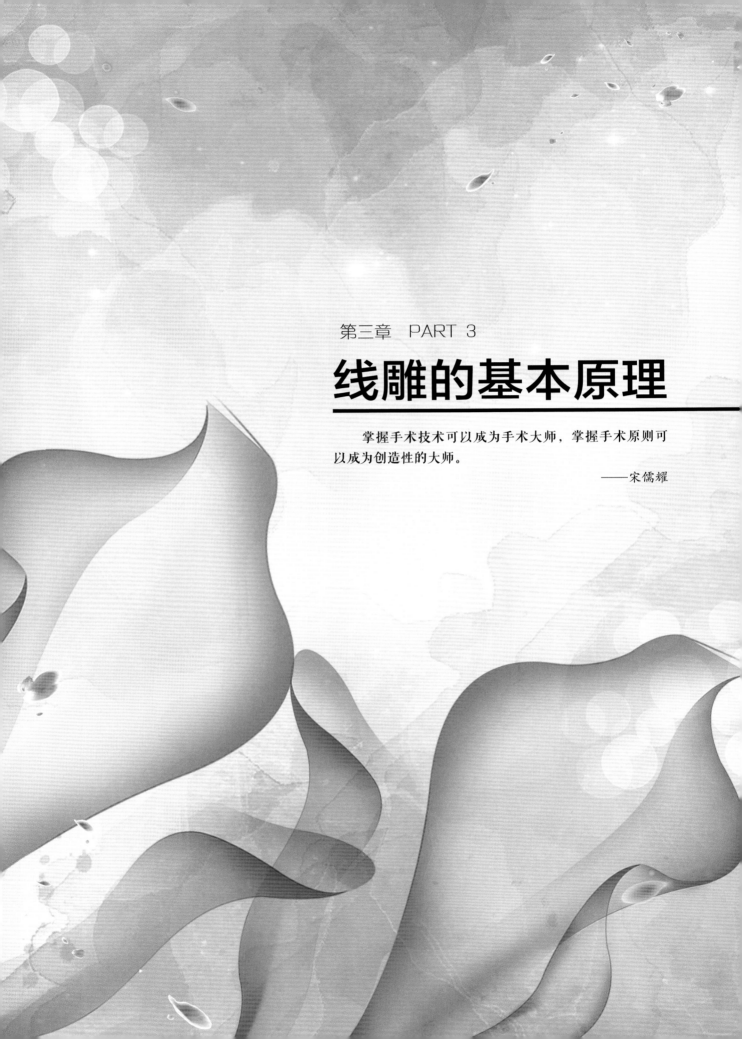

第三章 PART 3

线雕的基本原理

　　掌握手术技术可以成为手术大师，掌握手术原则可以成为创造性的大师。

——宋儒耀

线雕的 9 个作用原理

上一章我们讲了各种各样的线，很多初学者可能还不太容易区分其用途的不同，所以务必要从根本上明白线雕的作用原理（图3-1）。

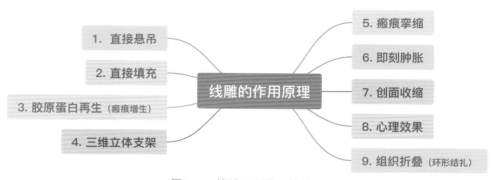

图3-1　线雕原理的思维导图

只有彻底弄明白了原理，才能随心所欲地挑选最合适的线，用在不同的场合。

常有人会傻傻地问：大线、小线哪个好？

这就相当于，不分场合地问"手枪和大炮，哪个更好？"一样（图3-2a、b）。

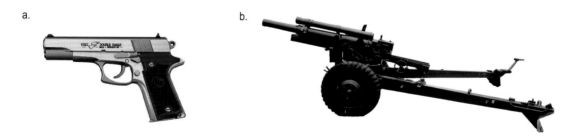

图3-2　a、b　怎么回答"手枪和大炮，哪个更好"？

I. 直接悬吊

通俗地讲，直接悬吊就是利用倒钩把下垂的肉挂起来（图3-3a、b），这就是锯齿线起效最首要、最快且最为直接的因素，也是最为直截了当又最粗暴的解释，相信读者朋友绝对能过目不忘。作者习惯将其称为"一挂解千愁"（图3-4a、b）！

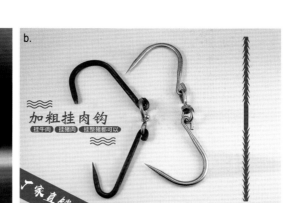

图3-3　a　直接悬吊；b　重点注意下挂肉吊钩与挂脸锯齿线的倒钩方向

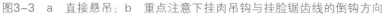

图3-4　a、b　"一挂解千愁"

利用锯齿线的倒钩，通过直接钩挂的方法，使组织上提后，错位固定，即可立即起到面部提升年轻化的视觉效果（图3-5a、b）。

另一种是反向钩挂法，组织提升的力量来自于转折的线体，线上的倒钩将线体悬吊拉紧，再通过线体，将组织挂起（图3-5c）。实际操作时使用逆向进针法（详见本书第五章121页）。

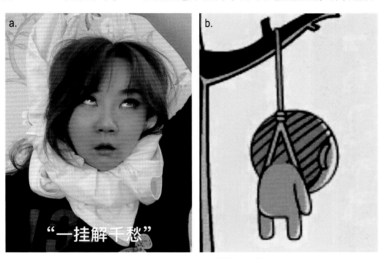

图3-5　a、b　利用线上的锯齿倒钩，直接钩挂提升；c　反向钩挂法，组织提升的力量来自于转折的线体

后期由倒钩所造成的组织损伤，会形成瘢痕粘连，从而进一步增加效果的维持时间。

根据悬吊理论的着重点不同，又可分为两大技术流派，作者将其称为**悬吊挂紧流**和**固定收缩流**（详见后文59页）。

2. 直接填充（图3-6）

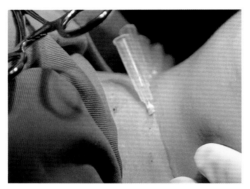

图3-6　平滑线直接填充颈纹的操作

无论是哪一种线，本身就占有一定的体积，植入体内后，都可以将其视为一种可吸收的固体填充物。

一些较深的静态皱纹涉及真皮深层，植入一些平滑线，可以达到直接填充的即刻效果。平滑线常用于额纹、眉间纹、颈纹的填充（图3-6）。一条皱纹下方可填充1～3根平滑线。

爆炸线可视为多股平滑线，即为平滑线的加强版，可用来填充鼻唇沟等较深的褶皱。

从材质上看，较细、较软的线比较适用于表情丰富的皱纹以及阴道黏膜的直接填充，而较粗、较硬的线，则可以用来填充眉弓、鼻部等具有骨性特征的部位。

注意

无论质地多么柔软的线，填充进入人体后，都会变硬（原理详见下文：胶原蛋白再生）！
因此，使用线体来进行组织填充，要谨慎使用！
严格把控适应证，宁少勿多！
单纯用线来进行大面积、大范围的填充，往往会得不偿失！

---

3. 胶原蛋白再生（瘢痕增生）

刀割后形成的外伤，常有凸起于体表的瘢痕增生，影响外观，且硬于正常皮肤（图3-7）。

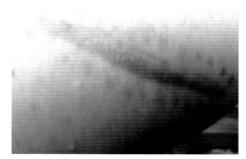

图3-7　外伤后形成的瘢痕增生

假设，创伤只在真皮层，并没有在皮肤表面显示出明显可见的瘢痕，凸起的瘢痕增生不正好能将原本凹陷的皱纹（图3-8）、褶皱给填充得更浅一些吗？

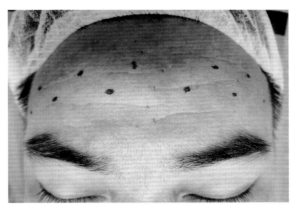

图3-8 凹陷的静态皱纹

针的穿刺，可视为在真皮深层造成一个损伤，这个损伤极其微小，并不能形成足够的瘢痕来起到填充效果。

而当针拔出后，线残留在体内（真皮深层或皮下浅层），早期靠的是线本身的体积，以及组织损伤、血清渗出所引起的即刻水肿来起到一定的填充效果。

随后，植入体内的线会刺激人体发生异物反应，使人体产生大量成纤维细胞包裹住线体（图3-9），当线被人体吸收后，刺激所产生的成纤维细胞，也就是瘢痕，就残留在了体内，从而起到了更加持久的填充效果。

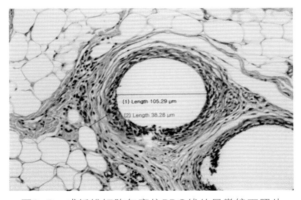

图3-9 成纤维细胞包裹住PDO线的显微镜下照片

这与童颜针（聚左旋乳酸）的填充原理是完全一致的，故童颜线，也就是PLLA线，填充能力是常用的线材中最强的，其次为PCL线。

PDO线由于吸收速度较快，往往人体还没形成足够多的成纤维细胞，线就已经被吸收完了，故刺激增生的效果相对较弱些。

当然，要想将皱纹完全填平并不太现实，而且瘢痕的增生也是个动态的过程，先过度增生，再萎缩，即进入到了挛缩期，再稳定。很难控制得正好使皱纹的凹陷完全填平，如果增生过度，则可能会形成局部凸起，过犹不及。

如果降低期望值，只要求对凹陷起到一定的改善效果，那就比较容易了。

此外，增生的瘢痕要比正常皮肤硬一些。而年纪大了后，皮肤萎缩，弹性变差，真皮层形成少量网状交叉的瘢痕，可视为增加了皮肤的厚度和硬度；增生的瘢痕比正常皮肤的颜色要白一些，也可视为达到部分皮肤美白的效果。

> **注意**
>
> 切勿盲目追求线的填充效果，植入过量的线。

4. 三维立体支架

前文我们刚提到，平滑线可以刺激组织成纤维细胞的增生。

每一根线都有相应的刺激效果，故多股的平滑线，即爆炸线，则可以使刺激增生的效果加倍。而经编织后的网管线就是一个三维立体支架（图3-10），可以使线体刺激的增生集中在网管内及其外围，使刺激增生更为集中，达到更强的局部填充效果。

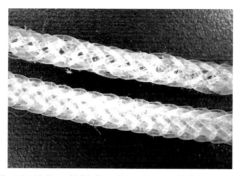

图3-10　网管线的三维立体支架结构，接触表面积更大，可使刺激增生的成纤维细胞更多、更集中

但如果操作不当，可能会形成局部异常隆起，使用时要注意把握适应证。

另一种常用的三维立体结构布线法，常用于埋线隆鼻（图3-11）。

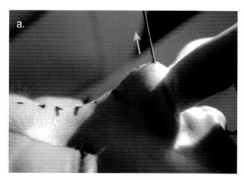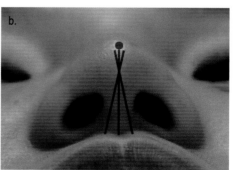

图3-11　a、b　线雕隆鼻形成的线体支架

单纯的玻尿酸隆鼻，不可避免地会发生扩散变宽的现象，尤其是大分子单向交联的玻尿酸产品，由于吸水性膨胀的特点，后期变宽的现象更加常见（图3-12a、b）。

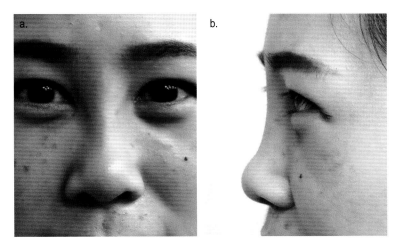

图3-12　a、b　玻尿酸注射后1年多，由于玻尿酸吸水性膨胀而变宽的鼻子

此时配合线雕，植入的线除了直接支撑鼻头、填充鼻背，增加立体感外，同时可形成一个支架，将鼻部隆起时作为锁定玻尿酸的支架，类似钢筋混凝土的效果（图3-13a），可有效控制玻尿酸的变宽，可减少玻尿酸的用量，进而减弱了吸水性膨胀所带来的不良外观。

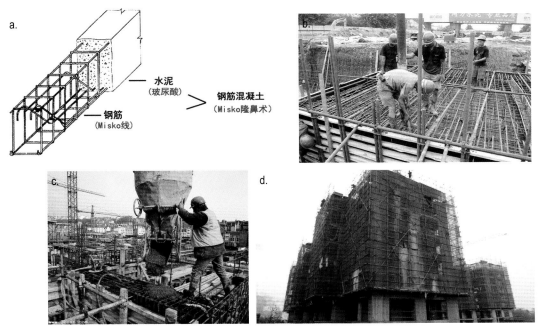

图3-13　a~d　钢筋混凝土

众所周知，单纯的水泥很难堆砌太高，至少也得等底层固化坚硬后，方可一层层堆砌，逐渐加高，最大高度极其有限。而若使用钢筋先将框架搭好，再用水泥浇灌之，高楼大厦便拔地而起了（图3-13a~d）。

同样的原理，玻尿酸配合线雕，**使用得当**，即可达到1+1>2的效果。

5. 瘢痕挛缩（含包膜挛缩及粘连）

瘢痕挛缩是线雕起效的另一个重要因素。

人体的创伤在愈合后恢复的过程中，会经历瘢痕增生再挛缩的过程（图3-14a～f）。

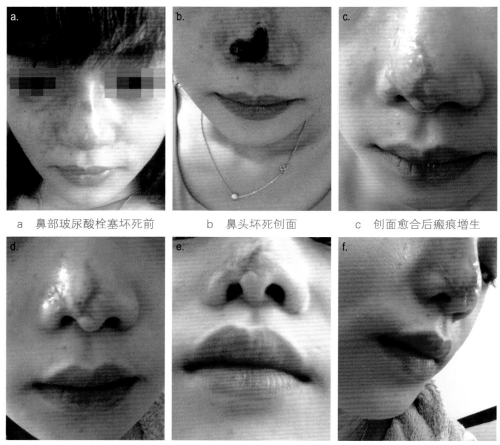

a 鼻部玻尿酸栓塞坏死前　　　b 鼻头坏死创面　　　c 创面愈合后瘢痕增生

d、e 瘢痕增生期后的瘢痕挛缩期　　　　f 挛缩导致鼻头凹陷

图3-14 a～f 人体创伤及恢复的过程

同样的原理，烧伤后手掌瘢痕的牵拉（图3-15a）可导致功能障碍。

如果瘢痕挛缩的力量形成的牵拉是可控的，指向我们需要的方向，并发生在下垂面部的真皮层，表皮看不到明显的瘢痕，不就相当于达到了紧致皮肤以及面部悬吊提升年轻化的效果了吗（图3-15b）？

如何人为地形成所需要的瘢痕挛缩的牵拉呢？

再看一个乳房假体植入后形成挛缩的案例，硅胶作为一个异物，进入人体内，人体启动防御系统，成纤维细胞聚集，并形成了一个包膜，将硅胶假体包裹起来。由于硅胶假体是一种不可吸收的异物，所以刺激一直存在，包膜就会越收越紧（其实就是瘢痕挛缩期），然后形成又紧又硬的外观（图3-16）。

显然，这对于乳房来讲，这绝对不是一件好事。

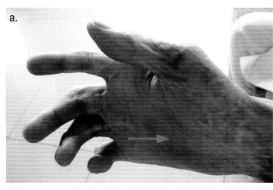
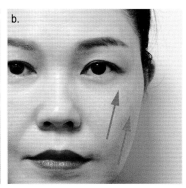

图3-15　a　烧伤后的手掌瘢痕挛缩导致功能障碍；b　如果收缩方向正好是我们需要的提拉方向，就是正面效果

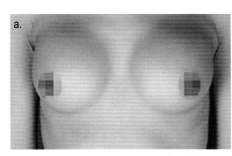
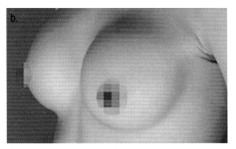

图3-16　a、b　负面效果。硅胶假体植入后，乳房包膜挛缩

但是如果这个收缩发生在面部呢？

那不就相当于让面部整体紧致并提升了吗？

原理是相同的，只要将不可吸收的硅胶假体换成可吸收的线，按指定布局埋入面部真皮深层，就会发生与硅胶假体一样的效果。对人体产生一个异物刺激，刺激成纤维细胞增生，然后形成包膜。

当然，也可直接理解成：植入的线体先刺激瘢痕增生，然后进入到瘢痕挛缩期，越收越紧，当瘢痕收紧到一定程度后，线体就被完全吸收了，就不存在继续刺激的问题，收缩也就停止了。因此不必担心像乳房假体包膜挛缩那样，一直持续刺激，不可控地越收越紧。

如果效果满意，则可；如果效果不满意，再补线即可。

这样的操作，可大大提高安全系数。

这就是埋线提升的另一个极为重要的机制，尤其是对维持线雕的长期效果有着重要意义。

由于PDO线吸收较快、刺激较小，有时还没有形成完整的包膜，线就已经被吸收了，所以术后效果相对较弱。PLLA线吸收较慢，刺激时间较长，效果更好，但风险也会随之增大。

6. 即刻肿胀

严重肿起来的脸（图3-17），虽然外观悲惨，但确实是一条皱纹都没有了，这也是埋线后出现效果的一个机制。

在埋线操作后即刻，形成的肿胀即可将皮肤撑开，皱纹就立即得到改善，甚至临时消失。

线作为一个异物，在较长一段时间内会刺激组织反应，虽然人与人之间个体差异很大，但多少都

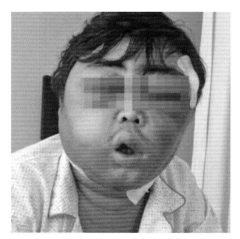

图3-17　惨遭马蜂毒刺蛰过后的肿脸

会让局部组织较为严重地水肿一段时间（3～14天），肿胀撑开了皮肤，皱纹看着就会变浅一些。

在锯齿线并未大规模应用的时代，在"黑针会"可常见大量的平滑线网状进线布局，作者将其称为**"刺猬流埋线法"**（图3-18a、b），以求达到提升效果，实际上提升效果微弱，然即刻肿胀效果极其明显，可得到即刻除皱以及丰胸的效果。

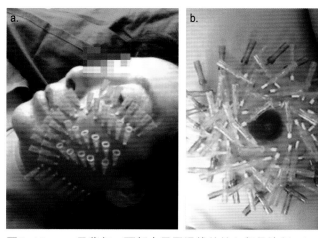

图3-18　a　早些年，面部大量平滑线的植入很是流行；b　乳房网状交叉大量平滑线的植入

但是现在很多患者无法忍受长达0.5～2个月的肿胀期，而完全消肿后，紧致效果又不尽如人意，有些得不偿失，所以现在，已经很少有人用这种方法来做面部的埋线操作了。

同样原理，埋线隆胸即刻让乳房变大的奥义，也是即刻肿胀（图3-18b），试想下，即便不带线，单纯这样用针扎上百来下，乳房也不可能不肿起来吧？

从长远角度来讲，**等价交换原则**不能违背，并没有什么实质性的东西填入乳房中，故不能把乳房变大多少，仅有一些紧致皮肤的效果。

不过，即便只是临时肿胀起来的乳房，看似增大的外观，还是能让人短期内得到满足的。比如去马尔代夫度个蜜月，拍个婚纱照还是能"将就凑合"的😂（图3-19a、b）。

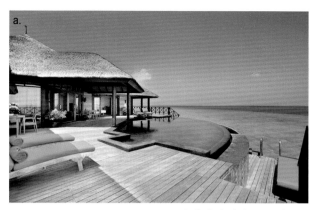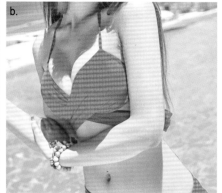

图3-19　a、b　马尔代夫度个蜜月，临时肿大的乳房也可"将就凑合"

7. 创面收缩

人体是一个自我修复的系统，一旦出现外伤，创伤后伤口局部有不同程度的组织坏死和血管断裂出血，数小时内便出现炎症反应，表现为充血、浆液渗出及白细胞游出，故导致局部红肿，这就是前文所说的局部肿胀的病理学原理。

然后伤口中的血液和渗出液中的纤维蛋白很快凝固形成凝块，干燥后即为血痂，起到保护伤口的作用，2～3天后，伤口边缘的整层皮肤及皮下组织向中心移动，于是伤口迅速缩小，直到14天左右停止。

伤口收缩的意义在于缩小创面，加速修复。

比如说，外伤裂开的创面是10cm²，人体可能会先将创面收缩到8cm²，修复8cm²的速度自然要快于修复10cm²创面的速度，即可让伤口提前愈合。

伤口缩小的程度因伤口部位、伤口大小以及伤口形状的不同而不同。

假设一个圆形的伤口，忽略关节张力等其他因素的影响，理论上来讲，伤口的张力是四周向中间均匀收缩（图3-20a、b）。

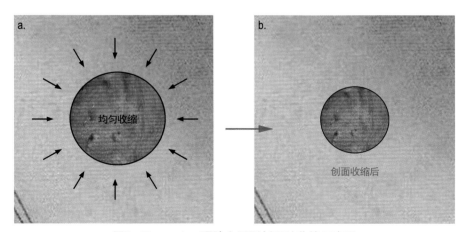

图3-20　a、b　理论上圆形创面的收缩示意图

刀割的伤口裂开后呈梭形，伤口的张力也是四周向中间收缩，由于沿着梭形的长边处损伤面积更大，故收缩力量更强（图3-21）。

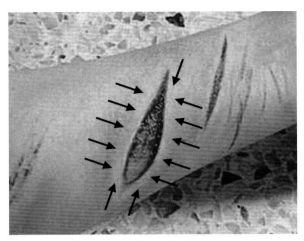

图3-21　刀割伤口的收缩示意图

针刺的损伤可以视为轻量级的刀割损伤，虽然每一根针刺形成的损伤的收缩力微不足道（图3-22a），但针里面的线留在组织中，持续刺激创面可增加收缩力量，大量平行排列的针刺损伤，将创面收缩的力量叠加在一起，其作用还是不可忽视的（图3-22b）。

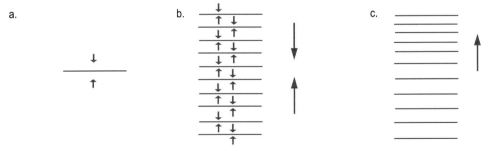

a　一根平滑线收缩力量较弱　　　b　大量平滑线，叠加出较大　　　c　通过调整埋线的密度，来调整收缩
　　　　　　　　　　　　　　　　　的收缩力，两边往中间均匀　　　　方向，密度低、力量小的区域被拉向密
　　　　　　　　　　　　　　　　　收缩　　　　　　　　　　　　　　度大、力量大的区域

图3-22　a~c　平滑线穿刺后伤口收缩的力学示意图

和素描的原理一样，其实每道线的颜色都是一样的，线的密度越大的地方看着越暗（图3-23）。同理，平滑线密度越高，收缩力量越强，如果线体是均匀分布的。由于牛顿第三定律，最后叠加的效果是两边向中间聚集（图3-22b），通过调整局部布线的密度，可以使平衡的拉力转向我们所需要的向上提拉的方向（图 3-22c）。

这就是早些年第一代的埋线提升技术的原理，即单纯利用大量细小的平滑线，平行穿刺，以达到一定的提升效果（图3-24）。

现在由于锯齿线的大量应用，有着远比平滑线更为强大的提升效果，故此种提升方法已很少使用，或仅用于局部皮肤的紧致，而非面部下垂组织的提升。

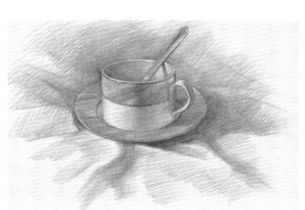

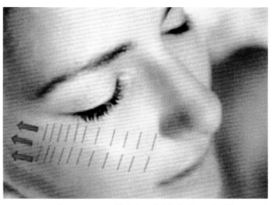

图3-23　素描，通过调整线的密度来调整画面的明暗　　　图3-24　大量小平滑线创面收缩力的叠加效果，产生一个上提的拉力

8. 心理效果

心理效果即传说中的话疗，只要你认为有效果，心理暗示（图3-25）到位了，对方信了，自然就有效果了。

有很多时候，效果并非在表面上，而且还有一个永远不要忽略的事实，**美容医学最终的目的是让人心情愉悦，让人变开心。而把人变美，只是让人心情变好的其中一个手段而已。**

为什么有些没证的美容院，技术并不到位，却经营得这么好，而很多大医院技术很全面，却门可罗雀，就是因为忽视了这一点。

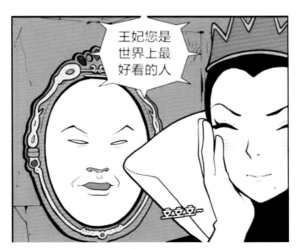

图3-25　心理暗示（图片来自网络）

9. 组织折叠（环形结扎）

将某一段线打结，即可得到一个环扣（图3-26a），形成环扣的线所牵拉到的组织会随着线的拉紧而收紧，这就是**组织折叠技术**。

理论上来讲，线的环形收紧可形成比较均匀的向中间收缩的力量（图3-26a、b）。

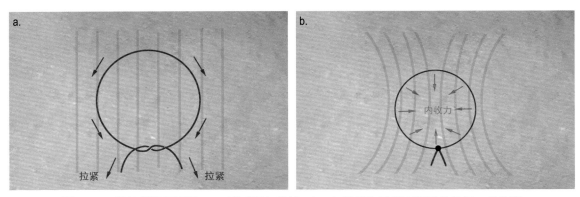

图3-26　组织折叠示意图　a　形成环扣的线；b　打结后连同所牵拉到的组织一并收紧

如果调整线环不同位置的深浅（图3-27a、图3-28a），由于深层组织较为紧致、位移度小，浅层组织较为疏松、位移度大，收紧线结后，即可将浅层组织的进线点位向深层组织的进线点位牵拉收紧（图3-27b、图3-28b），得到一个提升的力量。

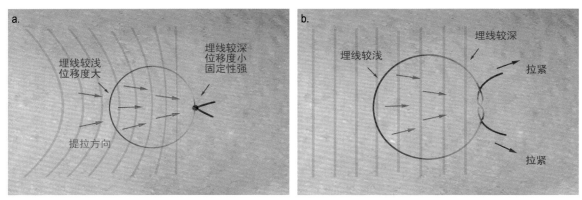

图3-27　a、b　调整线环的深浅度，即可得到指定方向的牵拉力（平面图）

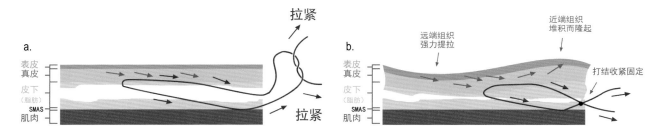

图3-28　a、b　调整线环的深浅度，即可得到指定方向的牵拉力（剖面图）

这种方法使用普通的线即可操作，若使用双向锯齿线，可加强固定效果，但会影响局部柔软度。

环形的收缩，在组织提拉的过程中，局部组织隆起，可达到丰满苹果肌或颞部的效果。

除面部提升外，这种方法还能用于鼻翼、阴道口的收缩（图3-29a、b），后文还会有更详细的论述221页、256页。

这其实是微创手术的一种缝合方法，因此作者原本没想把这种方法归于线雕的原理中，但随着后面章节的创作，作者发现这也是线雕操作中必不可少的一个机制，故补于上面8个原理之后。

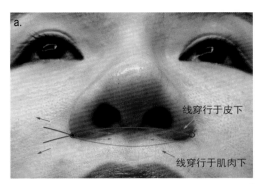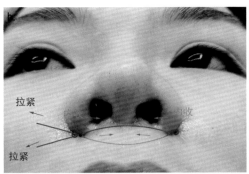

图3-29　a、b　埋线环形结扎，收缩鼻翼

线雕的两大流派

悬吊挂紧流（图3-30a、b，图3-33a）

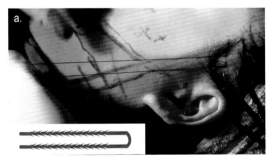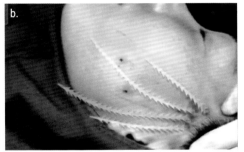

图3-30　a、b　悬吊挂紧流

悬吊挂紧流（下文简称**悬吊流**）多使用双向锯齿线，或将两根单向锯齿线打结收紧，固定坚实，以拉力将下垂的组织悬吊上去为主要目的，当场显效。

优点

即刻效果好，对比感强烈。

缺点

作用力越大，反作用力越大；挂得越紧，即刻提拉效果越强；术后早期随面部表情的牵拉以及重力影响的松脱力就越强，松脱得也就越快。

由于面部拉得过紧，患者在术后早期，可能会有明显的凹凸不平，舒适度也不高。

过多的线体打结后，过大的线结不易处理，并有感染的风险，故植入的线的数量受限。

固定收缩流（图3-31、图3-33b）

固定收缩流（下文简称**固定流**）仅做相对固定，即在平躺的状态下，通过**多向锯齿线**，对皮肤及筋

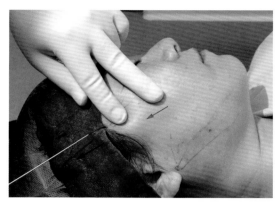

图3-31　固定收缩流

膜的相对位置做相对的固定，当坐起来时，就没这么容易垂下来了，主要是对抗重力的下拉作用，而并不要求强力悬吊。

优点

以固定力为主，拉力相对更柔和，不容易凹凸不平，患者主观感受更好些。

随着线的吸收，后期瘢痕挛缩（或包膜形成并收缩），得到较远期的提升效果！

不受线结影响故可以植入更多的线。

缺点

即刻效果没有悬吊流那样强烈。

"东厂"思维：合二为一

这两大流派时不时PK一下，各有所长，各自为政，有时甚至闹得水火不容。作者的个人观点则认为，两者都有优点，先尽数吸来再说（图3-32）！！

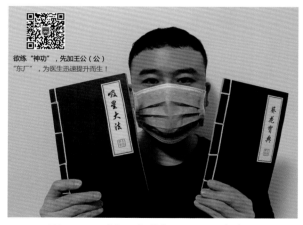

图3-32　"东厂"绝招之"吸星大法"

悬吊流的即刻提拉效果较好，只要用较少的线，即可达到很好的即刻提拉效果；如果使用过多的悬吊线，患者的不适感就会增加；若用线太少，则术后又容易松脱，效果维持时间太短。固定流虽然即刻提拉效果不及悬吊流，但可以用更多的线达到更持久稳定的固定效果，局部平整度更高。

作者认为，既然两大流派各有优势，各有缺点，与其争论不休，何不将两派理论合二为一。实际操作时，可用几根线做较强力量的悬吊，达到更好的即刻效果；周围的非重要部位，再增加一些较细小的线作为辅助的固定，即可增加悬吊大线的持久效果，也能使局部平整度增加，将原本强大的提拉力量，分散得更加均匀。如此达到"1+1＞2"的效果（图3-33a～c）。

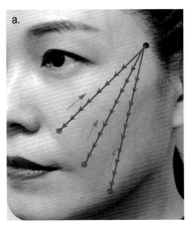

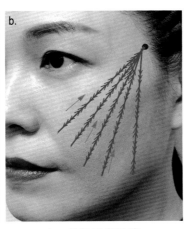
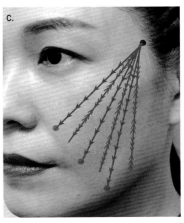

a　单独悬吊挂紧　　　　　　b　单独固定收缩　　　　　　c　固定收缩+悬吊收紧合二为一，
　　　　　　　　　　　　　　　　　　　　　　　　　　　　　1+1＞2

图3-33　a～c　两大流派合二为一的埋线设计示意图

线雕的维持时间

关于线雕维持时间的问题，作者真的很难给出一个标准答案。

用线的材料、型号、粗细、数量、进针手法、植入深度、固定的松紧程度、患者的体质，包括下垂的程度、皮肤的弹性、有无过敏体质、是否为瘀肿体质、运动状态、生活环境和习惯😂等都会对线雕的效果产生影响，这些因素结合在一起，有着无数的排列组合，所以，**根本不可能给出一个标准答案**。

线的吸收时间≠效果的维持时间

我们要先厘清一个事实，就是线的吸收时间和线雕效果的维持时间并非一个概念。

很多人会混淆这一时间问题，包括很多厂家也会故意混淆这个概念，以达到更好的宣传效果。

PDO线180～240天差不多吸收完了，PLLA线则要2～3年。

但这并不代表，PDO线的效果维持时间是240天，PLLA线的效果维持时间就是3年了。

事实上，远在线完全吸收之前，其拉力效果早已经没有了。

埋线的效果并非永久

即便使用永久不可吸收的线，其效果也非永久的。

比如大家熟知的埋线双眼皮（图3-34a～c），用的就是不可吸收的尼龙线。

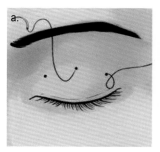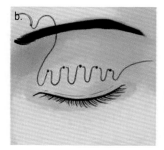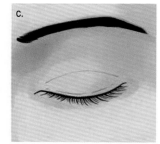

图3-34　a～c　埋线双眼皮，永久的不可吸收的线，并不代表永久的效果

虽然尼龙线永远不会被人体吸收，但埋线双眼皮所维持的时间大多并非永久，它是所有重睑手术中最容易松脱的一种，基本上是众所周知的事实了。

要说长久稳定，有比得过黄金的吗？

还记得20年前流行的传说中的金丝埋线吗？

那时无底线、无厘头的不良广告中，有称传说中的埃及艳后也埋了这种线，然后就青春常驻，永垂不朽了，这故事编得连凯撒大帝都信了（图3-35a、b）。

可你能相信，20年前被忽悠埋了永久金丝线的人，现在就青春永驻，依旧是20年前的样子吗（图3-35b）？

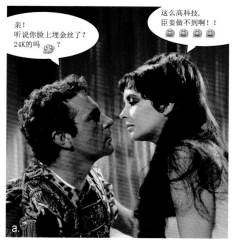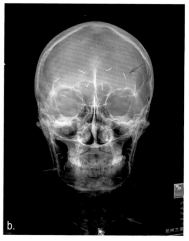

图3-35　a　金丝埋线的传说；b　人已老，线还在，取不出

既然不可吸收的永久线的效果都不永久，那就更不用说可吸收的非永久性线了。

线的物理强度时间 < 线的吸收时间

PDO线号称180～240天吸收完，也就是说6～8个月会被吸收完。但是，实际上，在2～3个月的时候，体内的PDO线就已经变得很脆了，一拉即断，已几乎没有提拉的效果了。

保守估计，PDO线在人体内保持一定拉力强度的时间，至多也就2个月。从植入进去的一刻开始，它的物理强度就会持续变低，直到强度变得几乎为0后，再过4～6个月，线才会被完全吸收。

PLLA线也是一样，虽然完全吸收完要2～3年，在体内能保持拉力强度的时间比PDO线只是要长些，但能有1年就不错了。

线的有效拉力时间＜线的物理强度时间

无法违背的牛顿力学规律有**地心引力、惯性定律、作用力和反作用力**。

平躺时，通过线的锯齿倒钩，将面部提拉上去了，只要一站起来，进入直立状态，在地心引力的作用下多少就会下垂一些；走路时，免不了上下颤动，一颤一颤的动作，免不了又会拉松一些；吃饭和讲话时张口、闭口的动作幅度就更不必说了，向上拉得越紧，作用力越大，向下的反作用力也越大，线就越容易被拉松。

所以，往往可以看到刚做完线雕的脸向上绷得紧紧的，1周后就没这么紧了，甚至又往下垂了，这就是无法违背牛顿力学定律所造成的。

无论是PDO线，还是PLLA线、PCL线，就算使用的是钢丝、金丝，做完时拉得再紧，1周后也一样会掉下来，即便线体本身没有松，也会通过切割人体组织而变松。这就是尼龙线埋线双眼皮容易松脱的原因！

所以无论用哪种线，都不要指望效果能维持几年，甚至终身。

有一弊必有一利，由于线会被拉松，那么就不必担心刚埋完线的脸变形了，或皮肤表面有些坑坑洼洼（图3-36），这些都是正常的术后现象，1～4周即可恢复正常。

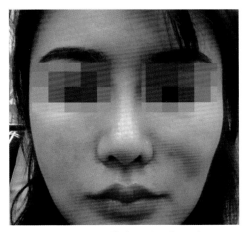

图3-36　埋线术后的局部凹陷

> **注意**
>
> 该案例是在其他手术的全麻状态下，顺带进行的线雕操作。因此在操作时患者一直处于仰卧位，双侧虽然对称地植入相等数量的线，但术中却未能坐起观察，且未在坐位状态下进行对称度调整。
>
> 患者于术后1周，发现左、右脸的不对称，颇为紧张，认为左侧"做坏了"。而实际上左侧的提拉效果较右侧略强，从术后远期来看，效果更佳，右侧反而是提拉力欠佳，并未达到应有的效果。
>
> 建议的处理方法是右侧补线加强，若患者不配合补线，则可将左侧通过按摩的方法使线体脱钩，使拉紧的组织放松下垂，以达到双侧对称的效果。

瘢痕粘连带来的后续效果

既然1周就会掉下来很多，难道线的效果就只有1周多吗？也不是这样的。

要知道，人体是个动态的机体，而非静态的。

人体有着组织自我修复能力，即便是线全部被吸收了，线刺激产生的瘢痕粘连还在，所以就算体内没有线了，做过线的部位，也必定会比没做过线的部位要紧致些。

叠加效果（"蜗牛定律"，图3-37）

只要每天努力一点，蜗牛总有一天能爬出井的，这就是叠加效应。线雕的效果并非永久，故需要反复叠加操作，才能使提升效果更好，维持时间更长。一般建议3～6个月后做第2次，再过6～10个月后做第3次，然后每年不定期保养性地进行线雕补充，以达到最佳维持效果。

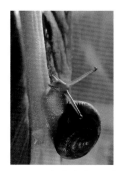

图3-37　一步步向上爬的蜗牛

极限定律

井只有20m高，所以蜗牛最多也只能爬到20m高，这是极限定律。

所以做一次线雕，或许能让患者在外观上看着年轻5岁；如果办个套餐，连续做3次，或许看着就像年轻10岁了，但不可能无限年轻下去，让患者看着年轻20岁。

这就是极限效果，当达到一定程度后，无论增加多少根线，都不会进一步增加效果；但时不时地补充少量的线，延缓衰老倒是可以的。

偷换概念的最终答案（图3-38）

若遇上患者非要让你回答"线雕能维持多长时间"。

针对于这个无解的问题，作者只能建议先偷换下概念来答复：

"埋线一次，能让你马上年轻5～10岁，但是半年又会松下来。如果只做这一次呢，大概1年半后会恢复到现在这个样子，但是也没白做。

这不就相当于这1年半的时间里并没有下垂、没变老吗，也就是相当于年轻了1岁半了。

若想效果更好呢，建议按疗程做，不要等到线完全松下来再补线，最好3个月时就补，然后6～10个月再补第2次，这样能有叠加效果，最后效果才会更持久。"

若患者问："埋一次线不是能维持一年半吗？怎么这么快就要补？"可以答："吃一顿饭可3天饿不死，难道就不吃下顿，非要3天后才吃第二顿了吗？"

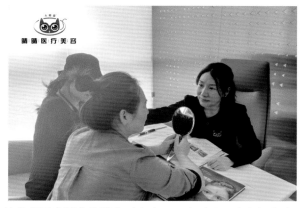

图3-38　咨询师用生活化的语言耐心沟通，有时比医生实打实地回复更有效

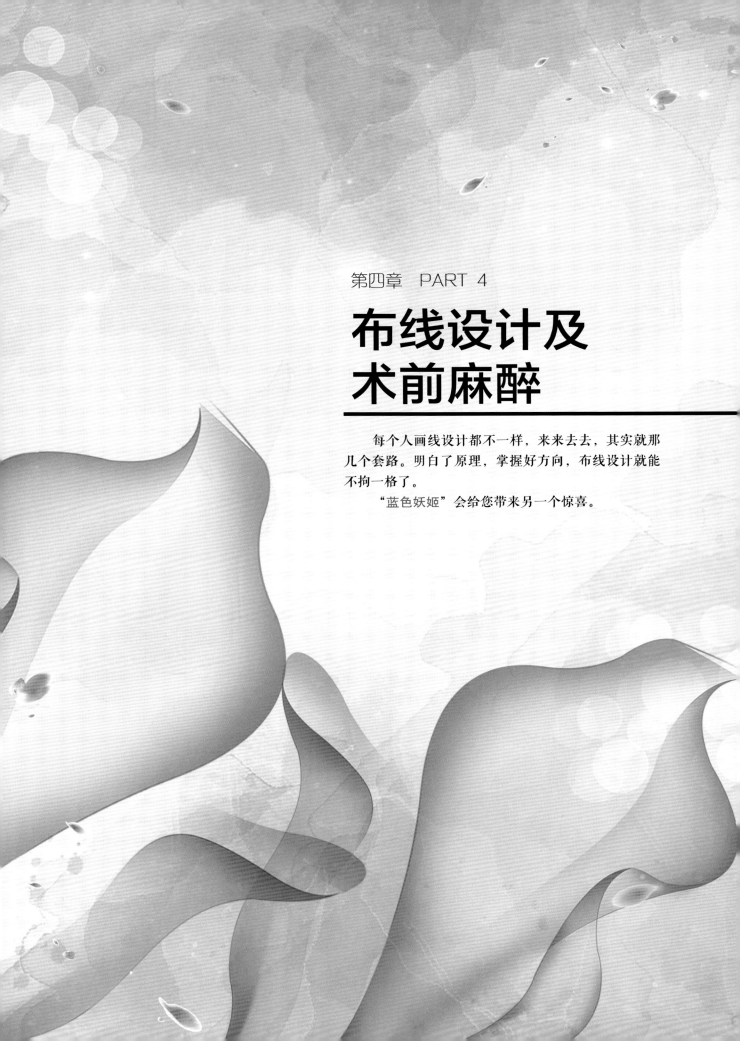

第四章 PART 4

布线设计及
术前麻醉

　　每个人画线设计都不一样，来来去去，其实就那几个套路。明白了原理，掌握好方向，布线设计就能不拘一格了。

　　"蓝色妖姬"会给您带来另一个惊喜。

布线方向的设计

布线方法的规律总结

前面我们已经讲了埋线的原理，明白原理之后就很容易推导出布线方法，并完成埋线前的设计。所有的埋线设计，基本脱离不了下面的4个原则（图4-1a~d）。

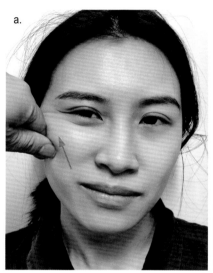

a　对抗重力，向上提拉

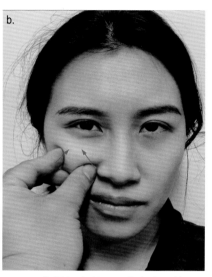

b　将组织向所需要的方向聚拢

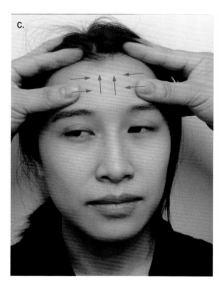

c　无固定方向的整体收缩紧致

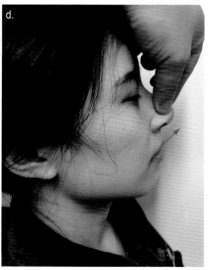

d　作为支架支撑或直接填充

图4-1　a~d　埋线设计的4个原则（感谢护士长"生无可恋"地协助拍摄）

由此，可衍生出**纵向埋线、横向埋线、网状交叉埋线、聚拢收缩埋线**为主的4种方法。

纵向埋线

常规埋线提拉方向

　　纵向埋线是最基本、最常用的布线方法，适用于锯齿线与螺旋线，即埋线的方向与悬吊（或收缩）的方向一致（图4-2a、b）。

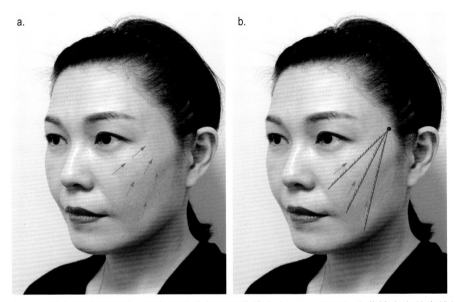

图4-2　a　纵向埋线示意图，红色箭头为想要的收缩方向；b　得到如此收缩方向的布线设计

为对抗重力而额外增加的垂直力量

　　重力是我们经常会忽略的一点。看似提升的方向是斜向上方，而实际上，我们要对抗的力量是重力，而重力永远是垂直向下的（图4-3）。

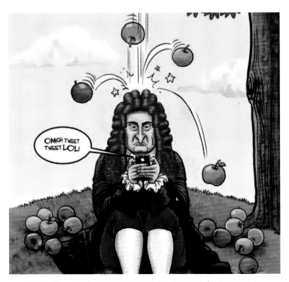

图4-3　重力是垂直向下的（图片来自网络）

由于垂直进线有眼球的阻挡而无法布线，故常用的布线法是从颧弓上方的发际线缘进针，斜向下穿行，在这个基础上，有时可以从额部向下增加几道接近垂直的线，以达到更好的提升效果（图4-4）。

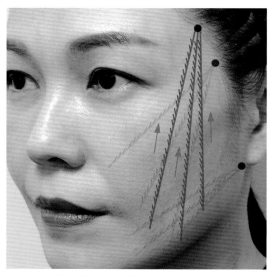

图4-4　直接对抗重力而额外增加垂直力量的布线法

横向埋线

横向埋线是平滑线的常用方法，其作用原理基于前文所说的切口收缩以及瘢痕挛缩理论（图4-5，图4-6a、b）。在早期没有锯齿线和螺旋线时，这种方法使用较多，但由于术后肿胀较严重，提升效果远不及锯齿线，故现在使用的相对较少。

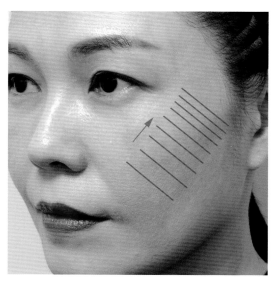

图4-5　横向埋线，通过密度来调整线体刺激瘢痕挛缩的强度

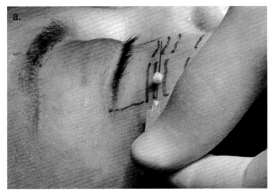
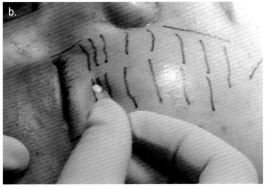

图4-6　a、b　横向埋线的操作（摄于2008年）

网状交叉埋线

无论是平滑线还是螺旋线均可使用网状交叉埋线方法，这样各个方向都有收缩紧致的力量，达到一个整体紧致的效果（图4-7a、b）。

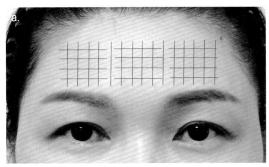
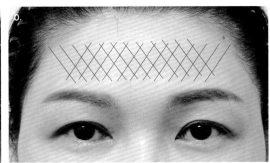

图4-7　a、b　网状交叉，无差别紧致

实际操作中可能埋线的方向会有所不同，但其本质都是网状交叉埋线（图4-7c、d）。

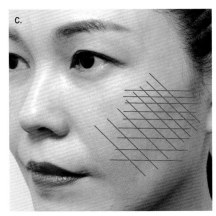
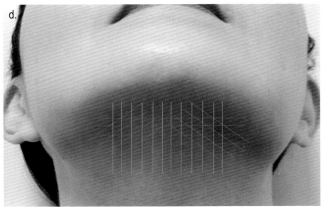

图4-7　c、d　本质上都是网状交叉的布线法

锯齿线与锯齿线之间的交叉，也可视为网状交叉，可减少由于单纯扇形进线造成中间区域的空缺，从而导致局部出现凹凸不平的情况，同时可增加提升的合力（图4-8）。

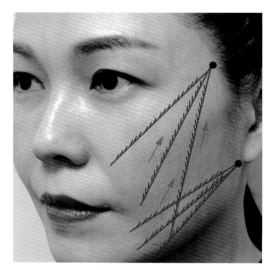

图4-8　锯齿线与锯齿线的交叉布线法

　　锯齿线与平滑线之间的交叉同样可视为网状交叉。平滑线可减轻由于单纯锯齿线扇形进线而造成的中间空缺，导致局部出现凹凸不平的情况，同时可增加皮肤的紧致度及提升力，只是这种埋线方法肿胀较为严重，患者大多难以接受，故作者现在已很少使用这种方法（图4-9）。

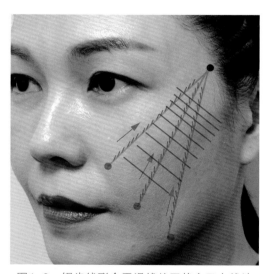

图4-9　锯齿线联合平滑线的网状交叉布线法

聚拢收缩埋线

水平中间收缩

　　水平中间收缩主要用于苹果肌的提升与塑形（图4-10），同样的方法稍做变化即可用于睑颧沟（印第安纹）的矫正。

　　悦升线的唇线收缩、鼻尖上翘、乳房悬吊提升等埋线法，本质上都是这种布线模式。

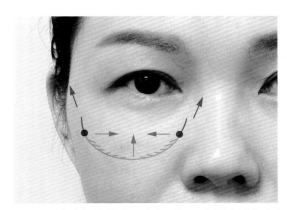

图4-10　周围向中间收缩（"内向型"双向锯齿线）的布线法

连续水平中间收缩（鞋带法）

连续水平中间收缩的原理和上文提到的水平中间收缩法一致，区别在于所使用的线为一根较长的双向锯齿线，收紧后可达到较大面积的紧致效果，常用于双下颌及手臂的收缩塑形（图4-11a、b）。

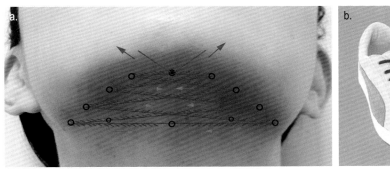
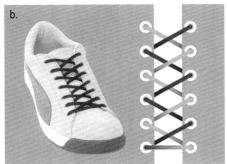

图4-11　a　双下颌进线的布线设计；b　与系鞋带的原理完全一致

环形中间收缩

环形中间收缩常用于胸部及腹部的紧致提升，其本质就是将上文的直线状的进针方法，改成了一个环，达到整体组织由四周向中间聚拢的效果（图4-12a）。常配合双向锯齿线，形成轮辐样的布局（图4-12b），达到更强的内收效果。

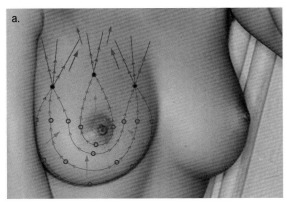
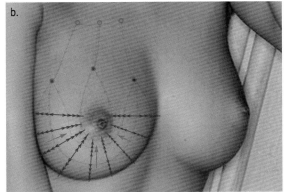

图4-12　a　环形中间收缩布线法；b　配合双向锯齿线纵向埋线，形成轮辐样的布局，达到更强的内收效果

术前麻醉

表麻

表面涂抹局麻药软膏（图4-13），可用于进针较浅且针较细的平滑线及螺旋线的操作，锯齿线由于进针较深，局麻药软膏基本起不到效果。但在注射局麻药前，于进针口处涂抹局麻药软膏，可减轻注射麻醉时的疼痛。

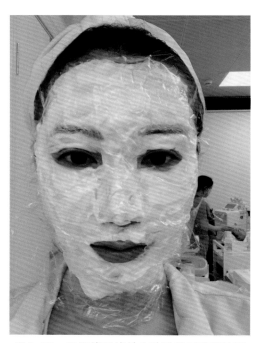

图4-13 平滑线埋线前全脸涂抹局麻药软膏

探索中前进

如何能尽量减轻患者的痛苦，这是个永久的话题，作者在一步步探索中前进。

早些年使用的线都是单向锯齿线，且钩挂能力并不强，在皮下脂肪层的疏松腔隙打完麻药肿胀后，组织会变得更加松软（脑补下菜市场里不良商贩的注水猪肉），进线后容易脱钩。

既然表麻涂抹无效，直接打皮下又容易脱钩，那只能尝试将局麻药打到骨膜层上方。不久后作者发现，骨膜层上方注射的疼痛度虽然较低，可麻醉效果却不尽如人意。

随后作者又尝试将麻药打到肌肉中，麻醉效果较好。但注射麻药的过程中，患者酸痛感较明显。

之后随着线材的不断改良，钩挂能力越来越强，就不再介意皮下脂肪层打麻药造成钩挂力不足的问题了。

所以现在，又返回到原点，作者基本都是使用较细的钝针（23G～25G），进行扇形平铺，将麻药注射到皮下深层，同时利用麻药将埋线的腔隙撑开，达到液性剥离的效果，借用一个"江湖"上流行的名词，将其称为**"水剥离"**，倒是极为贴切。

蓝色妖姬

蓝色妖姬（图4-14）的配方，源自2019年5月的杭州美沃斯大会。

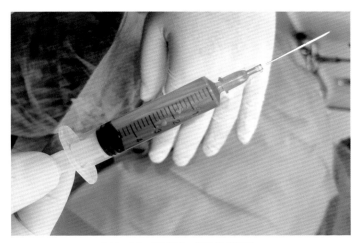

图4-14　配好的"蓝色妖姬"

蓝色妖姬的配方很简单，在原本的麻药中，按容积比，加入0.1%～0.2%（**原液浓度**）的亚甲蓝即可。

作者常用的麻药配法：

1. 先配制10%原液浓度的亚甲蓝

1mL的10%原液浓度的亚甲蓝 = 0.9mL生理盐水+0.1mL亚甲蓝。

2. 蓝色妖姬配方（0.2%原液浓度亚甲蓝）

10mL蓝色妖姬= 5mL利多卡因+1mL地塞米松+3.8mL生理盐水+0.2mL（10%原液浓度）亚甲蓝。

亚甲蓝有脱神经鞘的效果，除增强即刻止痛效果外，还可延长止痛时间，使患者术后的疼痛大大降低，效果维持时间可达1周以上。

通常，中、下面部联合提升时，需要20~30mL的蓝色妖姬。

注射方法

麻药的注射即钝针皮下中、深层平铺注射（图4-15）。

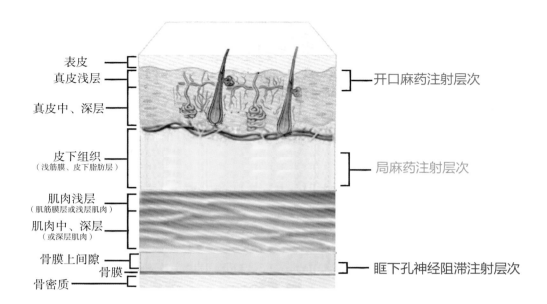

表皮 ——— 开口麻药注射层次

真皮浅层 ———

真皮中、深层 ———

皮下组织 ——— 局麻药注射层次
（浅筋膜、皮下脂肪层）

肌肉浅层 ———
（肌筋膜层或浅层肌肉）

肌肉中、深层 ———
（或深层肌肉）

骨膜上间隙 ——— 眶下孔神经阻滞注射层次
骨膜 ———

骨密质 ———

图4-15　局麻药注射层次

先用30G锐针在进针点将麻药注射出皮丘后（图4-16a），用25G开孔针开孔（图4-16b），再用25G钝针进入皮下，进行扇形平铺注射即可。注射范围应为拟埋线的整个范围（图4-16c），并稍扩大。

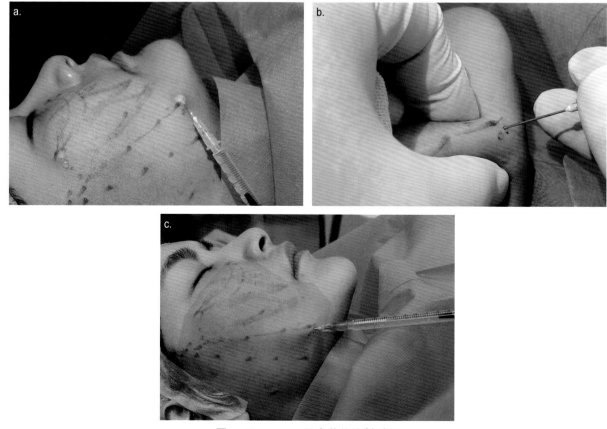

图4-16　a~c　局麻药的注射过程

局部阻滞麻醉

神经阻滞麻醉是在神经干、丛、节的周围注射局麻药，阻滞其冲动传导，使所支配的区域产生麻醉作用。

神经阻滞只需注射一处，即可获得较大的麻醉区域，但对操作准确度要求较高，且有引起严重并发症的可能，故操作时必须先熟悉神经主干的大致分布（图4-17）。

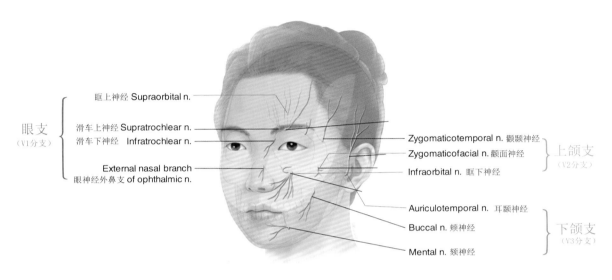

图4-17 面部主要的神经分支（引自作者主译的《微整形注射解剖学》）

理论上来讲，眶上孔、眶下孔、颏孔、颧面神经等主干部位都可直接给予局麻药，达到神经阻滞的效果，其中又以眶下孔的阻滞效果相对较好，且中面部又是埋线最多的区域，故用得较多。

用手触摸眶下有个小凹陷，指甲轻压有酸胀感处就是眶下孔（图4-18a），垂直进针，注射1%浓度的利多卡因1mL即可（图4-18b）。

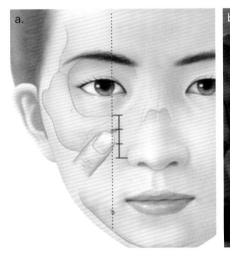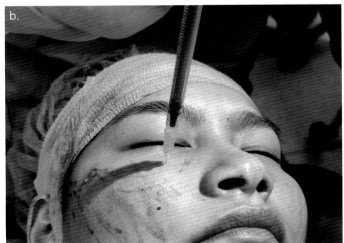

图4-18 a 眶下孔的定位；b 眶下孔阻滞麻醉

有些解剖功底扎实的医生比较爱用阻滞麻醉，只是作者在临床中观察发现，这种麻醉方式的个体差异较大。单纯使用局部阻滞的效果，很多时候并不尽如人意，仍需配合局部浸润麻醉，所以除眶下孔外，其他部位的阻滞麻醉，作者几乎不去使用。

解剖功底较深的读者朋友，可自行尝试下其他神经的阻滞效果，作者主译的《微整形注射解剖学》一书中，对各阻滞点还有更深入的讲解。

局麻 + 强化

麻醉+强化需要由专业的麻醉师来操作（图4-19），配合静脉辅助用药，可大大减轻患者的痛苦。

对于某些有特殊要求的患者可用这种麻醉方法。

在没有专业麻醉师的情况下，局麻就已经足够了。

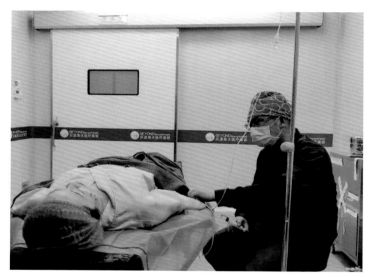

图4-19 专业麻醉师操作静脉辅助用药

第五章　PART 5

线雕的基本
操作方法

　　套路是学不完的。
　　无论多么复杂的套路，基本动作就只
有那么几个。
　　这些基本动作，通过不同的排列组
合，就生成了数不胜数的套路。

线雕的操作技术其实并不复杂！

任何看似复杂的埋线操作技术，分解开来，无非就是**开孔、进针、出针、拉紧、收尾**这几个简单的关键步骤，只是不同的线，各个步骤有着一些不同的小细节而已。

为了教学方便，作者根据自己的进阶过程，将目前所掌握的埋线技术分成了3代（图5-1）。

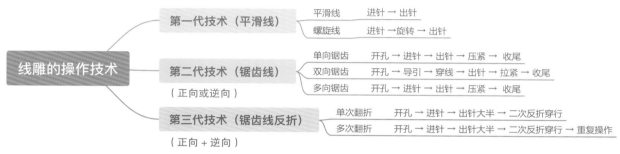

图5-1　线雕操作技术的思维导图

为了更方便描述进针、拉线，以及提升力的改变方向，本书后文的图中，将统一用特定颜色的箭头和标记线来描述：

黑色箭头 →：进针方向；

蓝色箭头 →：**进线或拉线方向；**

红色箭头 →：**皮肤受力方向；**

紫色箭头 →：**辅助手用力方向；**

绿色箭头 →：指示说明标记；

棕色线条 →：皮肤纹理。

在相关的操作图以及示意图中，会有如下标识（图5-2a、b）：

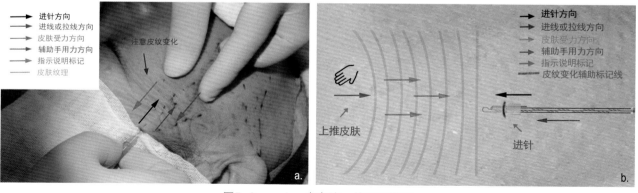

图5-2　a、b　本章统一的图示说明

第一代线雕技术

平滑线埋线法

平滑线（图5-3）的埋线法，是线雕技术中最简单、最容易入门的操作，埋线层次以真皮中、深层为主（图5-4）。

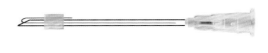

图5-3　平滑线

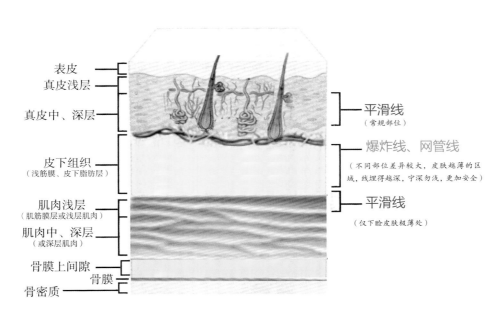

图5-4　平滑线的埋线层次

平滑线的操作相当简单，仅有3个动作。

穿刺

除某些厂家出产的专门用于眼周的平滑线外，平滑线原配的大多都是锐针，故无须开孔，用原配的带线针直接穿刺即可。

操作时针尖垂直或稍做斜角刺破表皮，至真皮深层，然后转弯将针尾压至接近水平（图5-5a）。

进针

慢慢水平进针，在真皮层穿刺，**注意感受真皮层特有的致密组织的阻力感**，直到整根针全部穿入真皮中、深层，固定的海绵则被推至针头末端（图5-5b）。

出针

左右稍拧一下针尾，主要目的是让外露的线头和组织接触，并利用其摩擦力，将针内的线转松，防止出针时连线一起被带出，然后干脆利落地迅速将针拔出即可，平滑线即存留在真皮内（图5-5c）。

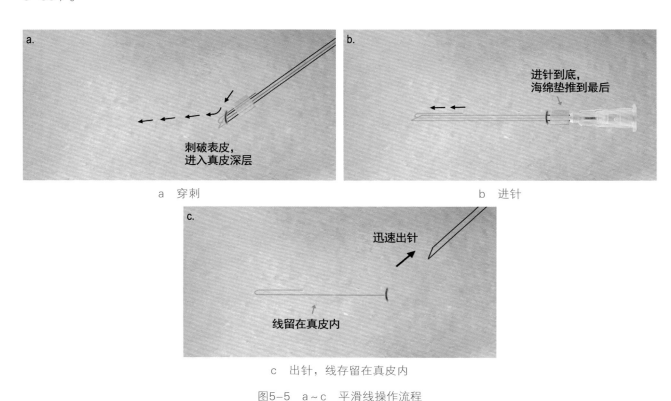

a 穿刺   b 进针

c 出针，线存留在真皮内

图5-5 a~c 平滑线操作流程

临床实际操作中，各部位平滑线的埋线手法都是相同的（图5-6~图5-8）。

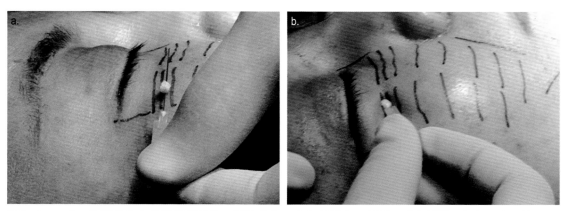

图5-6 a、b 实际操作中的平滑线操作，因为只有一次穿刺机会，所以正式穿刺前，务必要先评估一下针的长度及拟植入线的位置

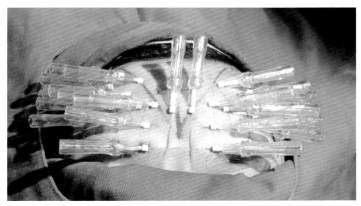

图5-7 额纹及眉间纹的平滑线埋线

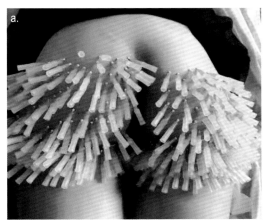

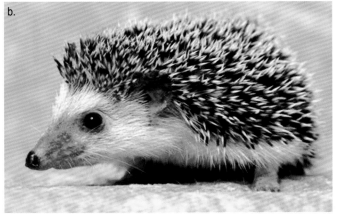

图5-8 a、b "刺猬流"臀部埋线法，用的都是平滑线

注意

平滑线和螺旋线进针时，务必要将整根针都推进到底（图5-9a），否则可能会有线头在体外冒出（图5-9b），因为埋藏在针管内的线往往比留在针管外的线头要长得多。

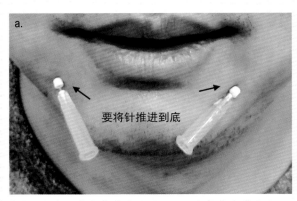

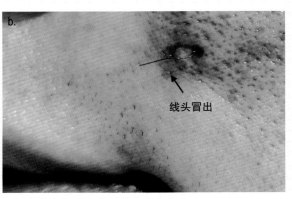

图5-9 a 要将针推进到底；b 没推进到底可能会有线头冒出

触类旁通

　　爆炸线、网管线的操作方法与平滑线相同，只是埋的层次要深一些。

　　根据临床实际情况，皮肤越薄的部位埋线越是要深，以避免后期诱发的瘢痕增生，形成局部较硬的凸起而影响外观。

　　建议进针至皮下浅层甚至皮下中、深层，即脂肪层内（图5-4），宁深勿浅，安全第一。

螺旋线正向埋线法（普通螺旋线）

　　螺旋线（图5-10）的操作方法与平滑线基本一致，主要区别是增加了一个顺时针旋紧的操作，与拧紧螺丝钉类似。在锯齿线普及开来之前，螺旋线曾广泛用于全面部的收缩紧致及提升（图5-11）。

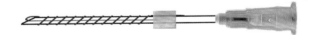

图5-10　普通螺旋线

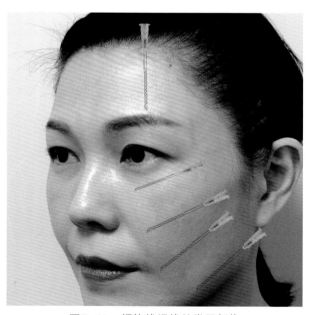

图5-11　螺旋线埋线的常用部位

　　螺旋线进针的层次，相比平滑线要深一些，因为螺旋线缠绕在针头上，使针变粗，所以很难将螺旋线埋入真皮深层。实际操作时，多将螺旋线埋置于相对疏松的皮下浅层，即真皮与皮下的交界处，紧贴真皮层（图5-12）。

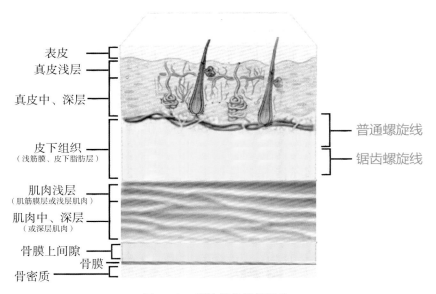

表皮
真皮浅层
真皮中、深层
皮下组织
（浅筋膜、皮下脂肪层）
肌肉浅层
（肌筋膜层或浅层肌肉）
肌肉中、深层
（或深层肌肉）
骨膜上间隙
骨膜
骨密质

普通螺旋线
锯齿螺旋线

图5-12　螺旋线的埋线层次

穿刺

与平滑线的操作基本相同，接近水平进入皮下浅层（图5-13a）。

进针

紧贴真皮下水平穿行，直到整根针全部刺入，固定的海绵则被推至针头的末端（图5-13b），操作要领与平滑线的操作基本相同，由于线体紧紧缠绕在针的外壁，增加了针的粗度，故进针的阻力感更强。

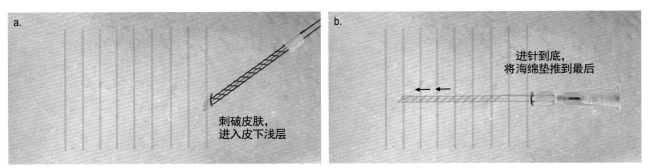

a.

刺破皮肤，
进入皮下浅层

b.

进针到底，
将海绵垫推到最后

图5-13　a 穿刺；b 进针

旋转收紧

顺时针旋转将针拧紧，可看到螺旋旋紧后皮肤开始收紧的表面变化，拧至皮肤收紧明显，几乎快拧不动为止（图5-13c）。

出针

辅助手压紧皮肤，操作手用力拔出螺旋线，拧紧后的螺旋线相比平滑线，拔针时要费力很多，如果感觉拔不出，不必惊慌，更加用力即可（图5-13d）。

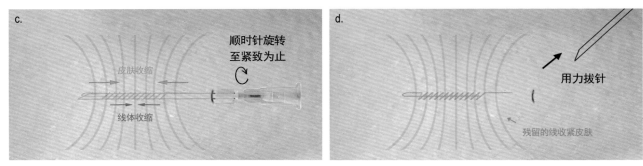

图5-13 c、d 螺旋线拧紧的变化

临床实际操作

百问不如一试！"东厂"课堂上，"演员"真人"自宫"演示的螺旋线操作过程，即可对螺旋线的收紧作用有着深刻的切身体会（图5-14）。

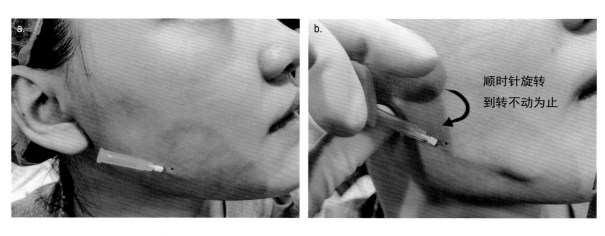

a 刺入　　　　　　　　　　　　　　　b 拧紧

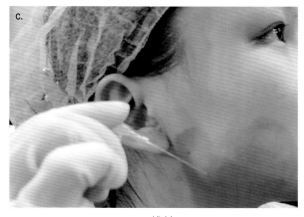

c 拔针

图5-14 a~c "东厂演员"螺旋线"自宫"练习操作，"欲练神功，挥刀自宫"，实践是提升功力必不可少的路径

下面几组照片，更清晰展示了螺旋线拧紧前后的变化（图5-15～图5-17）。

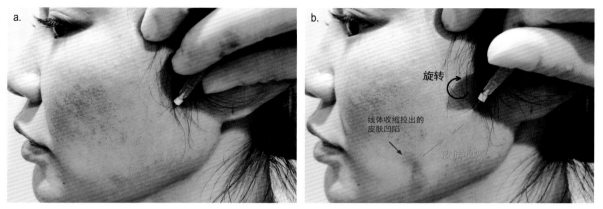

图5-15 a、b 实际操作中可见螺旋线的拧紧效果

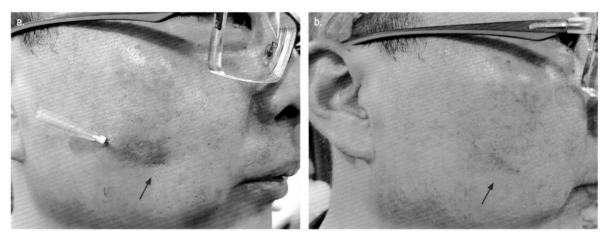

图5-16 a 另一个更加明显的凹陷效果（试想，如果这个凹陷在下睑，不正好起到了收紧眼袋的作用）；b 将线拔出后，凹陷恢复平整，皮肤较埋线前紧致

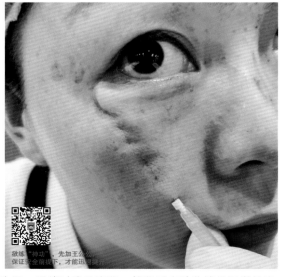

图5-17 操作失误，埋线过浅的表现。拧紧后皮肤收缩的视觉效果，倒是更加直观

触类旁通

　　锯齿螺旋线的操作方法与之基本相同，由于其线体比普通的螺旋线要粗很多，所以常埋线至皮下的中、深层（图5-12），且建议只用于躯干及四肢等皮肤较厚的部位，不建议在面部使用。

　　由于倒钩的存在，线不易自动回缩，所以不用像普通螺旋线那样拧到最紧为止，在外观上看到收紧效果满意即可。

螺旋线逆向埋线法（双螺旋）

　　双螺旋的弹簧线（图5-18）由于前端密度更高，可以起到更好的固定效果，后端密度较低，拧紧后收缩幅度较大，因此，更适合于逆向埋线（图5-19a、b）。

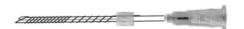

图5-18　双螺旋线（弹簧线）

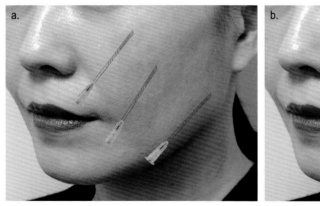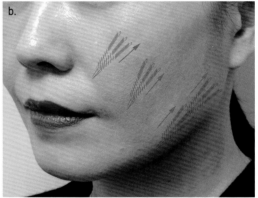

图5-19　a　双螺旋线（弹簧线）逆向埋线常用部位；b　埋线后的拉力方向

　　除进线方向相反外，其他操作与普通螺旋线基本类似，由于其双螺旋的特殊构造，可以使面部下方得到更强大的向上提升的收缩力（图5-20a、b）。

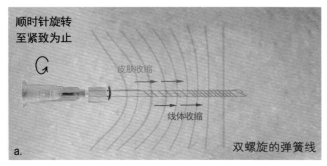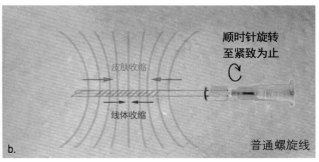

图5-20　a、b　两种螺旋线旋紧后力学效果的区别

注意

平滑线正向埋线和逆向埋线的效果差别不大，故不必单独列出讨论。

网状交叉技术

网状交叉技术其实就是上述单根线操作方法的组合，将多根线植入后，即形成网状交叉（图5-21），平滑线的网状交叉使用得相对较多。

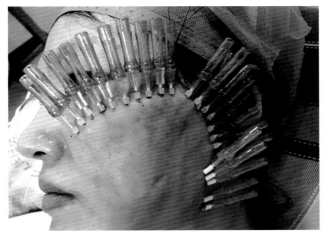

图5-21　实际操作中面部的网状交叉布线

螺旋线与平滑线交叉布线的原理及方向，详见前文设计画线的相关内容（69页）。

再次强调，网状交叉并非机械性地直来直去，有些看似非网状的，其实本质还是网状交叉，只是方向不同而已（图5-22a、b）。

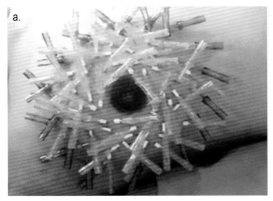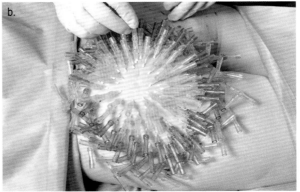

图5-22　a　实际操作中乳房的网状交叉布线；b　实际操作中臀部的网状交叉布线

第二代线雕技术 1- 正向埋线

平滑线和螺旋线的组织固定效果较弱，故出现了固定能力更强大的带锯齿的线，并同时衍生出来了第二代技术，其主要目的是对抗重力，将下垂面部向上提拉紧致（图5-23a、b）。

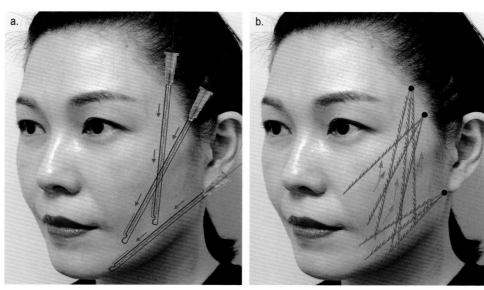

图5-23　a、b　第二代埋线技术正向埋线的常用布线设计法

单向锯齿线的操作方法（正向悬拉法）

单向锯齿线容易向前滑动，固定效果不及多向锯齿线，故现在用得较少。

多向锯齿线，其实就是单向锯齿线的升级版，其操作方法与单向锯齿线的操作方法完全相同，故此处省略单向锯齿线的操作步骤，读者请参考下文多向锯齿线的操作即可。真人操作可见（148页）

多向锯齿线的操作方法 1（普通线）

普通多向锯齿线（图5-24）是单向锯齿线的升级版，埋线方法基本一致，固定效果更为牢靠。现在单纯的单向锯齿线已很少见，目前市面上较有名的仅有"强生"一款，故本书直接从多向锯齿线开始讲起。

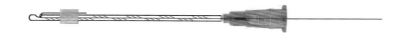

图5-24　普通多向锯齿线

多向锯齿线和平滑线的进针方法基本相同,简单地讲,就是针刺进去,拔出来,线留在里面,即可。只是由于锯齿线较粗,现在配套的针基本都是钝针或半钝针,所以需要用较粗的锐针先行开孔。

埋线的层次相比平滑线更深一些(图5-25),不同粗细规格的线,以及不同部位、埋线深度都有所不同,并无统一标准,但都符合如下规律:

(1)线越粗,埋得越深;线越细,埋得越浅。

(2)皮肤越薄的位置埋线越深,皮肤较厚的位置埋线可稍浅。

(3)埋线越深,拉力越弱,效果较弱,安全性较高,皮肤表面更加平整;埋线越浅,拉力越强,但越容易出现皮肤表面的凹凸不平。

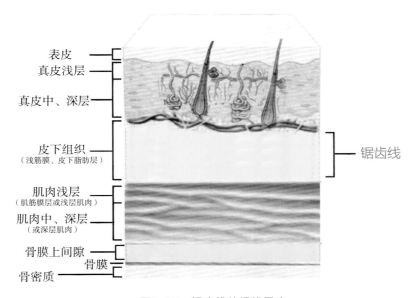

图5-25 锯齿线的埋线层次

初学者没把握的情况下,请牢记**"宁深勿浅,宁少勿多"**的原则。

具体步骤如下:

锐针开孔

先用较粗的锐针(根据用线的粗细规格不同,开孔针的粗细也不同,通常是23G~19G)垂直刺破皮肤全层,再转向水平,在皮下拟进线的方向稍做穿刺,打开隧道入口,然后拔针(图5-26a、b)。

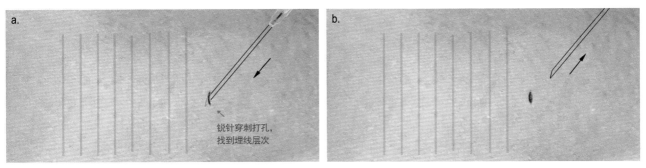

图5-26 a、b 锐针开孔

钝针水平穿行

从锐针开的孔进入，接近水平，用钝针在皮下进行穿行（图5-26c、d），直到整根针全部刺入，固定的海绵则被推至针头的末端。进针时，辅助手将皮肤往针尾的方向推送，一可方便进针，二可使皮肤固定在向上悬吊的位置。如果没有这个小动作的细节，进针的同时，会把皮肤向下垂方向推挤，显然这不是我们想要达到的术后效果。

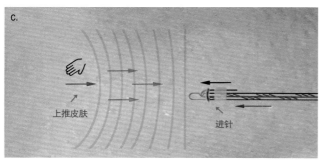
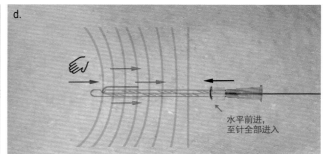

图5-26 c、d 钝针水平穿行

注意

早期的锯齿线自带的大多是锐针，现在已很少见，仅有一些特殊品牌的锯齿线使用的是锐针。这就无须其他针辅助打扎，直接使用锐针开口后，水平穿行即可。一气呵成，对操作者的手感要求更高一些。

稍扭转

和平滑线一样，出针前，左右稍拧一下针尾，主要目的也是为了让外露的线头能和组织接触，并利用其摩擦力将针内的线转松，防止出针时连线一起被带出。

出针

慢慢将针拔出，在拔针时，左手也要将皮肤尽量向上压紧，边拔边压。拔的过程中，针内的线就会慢慢接触到组织，线上的锯齿，在压力下会卡紧组织，达到钩挂的效果（图5-26e）。操作完成后贴根剪线（图5-26f），就完成了一根线的操作。

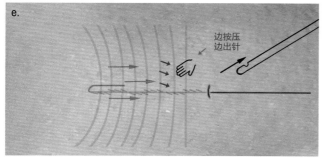
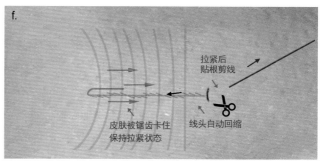

图5-26 e 出针按压卡住锯齿；f 贴根剪线

用同样的方法重复操作，完成剩余几根线的植入，以增加固定的拉力，达到多方向固定的效果（图5-26g）。

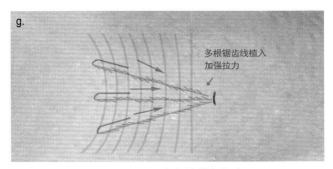

图5-26 g 多根线增加拉力

临床真人操作详见后文第六章内容，150页。

注意

在临床实际操作中，往往是所需线都埋完后，再将多余的线一并剪掉，这是最简单的收尾操作方法，另外还有几种处理线尾的方法，详见后文125页。

多向锯齿线的操作方法 2（可矫错线）

可矫错多向锯齿线是普通多向锯齿线的改良版本，主要区别是整条线隐藏在针管内，针头开孔处增加了一个斜面，针尾增加了一个固定塞（图5-27）。其操作过程与普通多向锯齿线完全一样，只是增加了一个推线尾的过程。

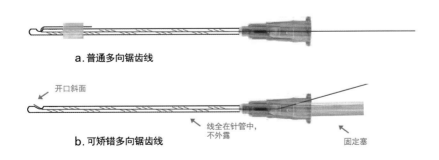

a. 普通多向锯齿线

开口斜面

线全在针管中，不外露

固定塞

b. 可矫错多向锯齿线

图5-27 a、b 普通多向锯齿线与可矫错多向锯齿线的区别

由于普通的锯齿线部分线体露在线外，只要针进入体内，外露的线体就会挂住组织，拔针后，线就留在体内了。为一次性操作，如果进针的层次或位置错误，就会导致操作失误。

而这种可矫错的线对操作者，尤其是初学者更加友好，可反复进针，直到对针所在的层次、位置满意后，再拔去后面的固定塞，向前推线尾，线头就会从斜面滑出后固定组织。反复穿刺带来的损伤还能加强线雕的术后效果。

锐针开孔

和上文普通锯齿线开孔的操作要领完全一致（图5-28a、b）。

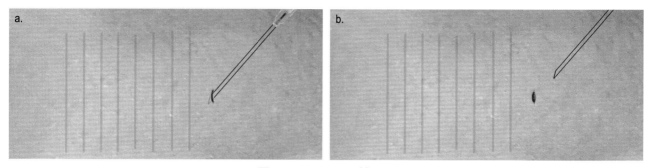

图5-28　a、b　锐针开孔

钝针水平穿行

与普通多向锯齿线的进针方法相同，注意进线的层次手感，层次及位置满意后再进行下一步操作，若不满意可将针拔出，再次穿行（图5-28c、d）。

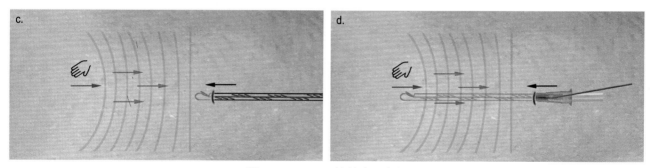

图5-28　c、d　钝针水平穿行

进线

拔去后面的固定塞（图5-28e中①），将线前推（图5-28e中②）使线头暴露，稍拧一下针尾，确认外露的线头与组织接触并卡紧（图5-28e中③）。

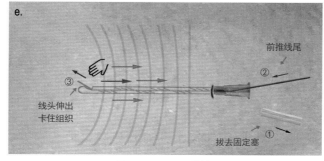

图5-28　e　进线

出针、剪线

与普通多向锯齿线完全相同（图5-28f、g）。

临床真人操作详见后文第六章内容，158页。

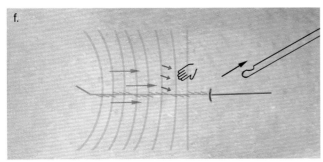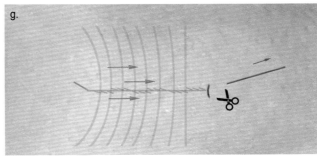

图5-28 f 出针；g 剪线

双向锯齿线的操作方法1（"内向型"锯齿对拉悬吊法）

"内向型"双向锯齿线（图5-29a）的提拉效果要强于多向锯齿线，更远强于单向锯齿线，且不易移位，适合面部强力的悬吊（图5-29b、c）。

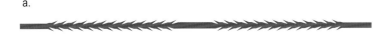

图5-29 a "内向型"双向锯齿线

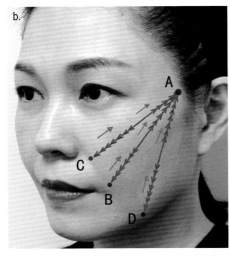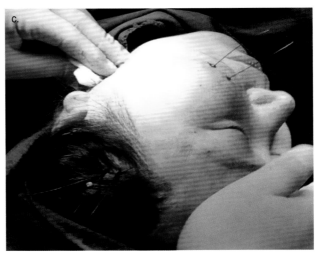

图5-29 b、c "内向型"双向锯齿线对拉悬吊布线法设计图及临床操作

双向锯齿线通常需要导引针来配合操作。

开孔进针

较粗的锐针（根据线材的粗细规格不同，开孔针的粗细也不同，通常是23G～19G）垂直刺破皮肤全层，再转向水平，在皮下拟进线的方向稍做穿刺，然后拔针，开进针孔A，然后采用同样的方法，在出针孔处也开个B孔（图5-30a、b）。

将导引针从开孔处进入，接近水平在皮下穿行（穿刺深度同上文所提的多向锯齿线），然后从出针孔穿出（图5-30c）。

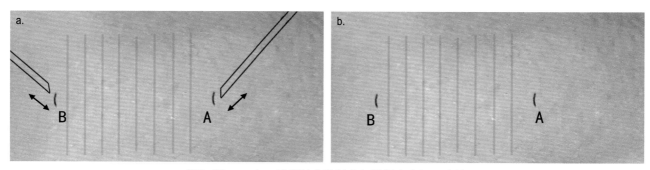

图5-30　a、b　用锐针在进针点与出针点各开一个孔

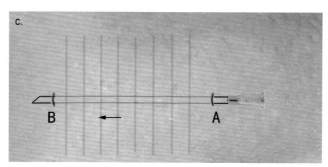

图5-30　c　将导引针穿入

注意

（1）作者常直接使用锯齿线自带的钝针来代替导引针用，而无须额外准备专门的导引器械。

（2）如果有锐针导引针，或带有锐针针芯的导引针，则可省略这一过程，直接穿刺（图5-30d，e），方便快捷。直接锐针穿刺对于操作者的手感要求更高一些，初学者若层次掌握不好，则容易误伤血管。

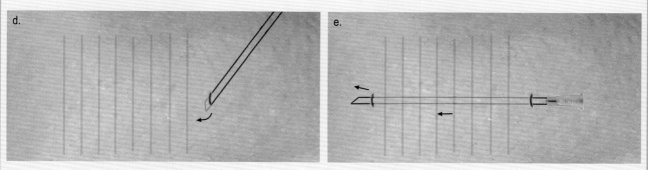

图5-30　d、e　锐针导引针可直接穿刺

穿线

　　将双向锯齿线由导引针的针头送入，针尾送出（图5-30f、g），估计线头与线尾从皮肤穿出的长度基本相同，即无锯齿倒钩的中段基本位于埋线中段（图5-30h）。

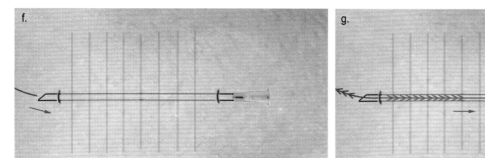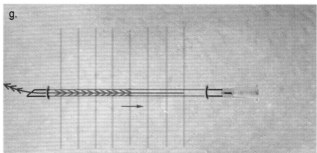

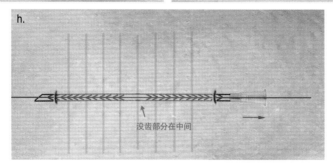

图5-30　f～h　穿线

出针留线

　　将导引针拔出，只留线在体内（图5-30i）。

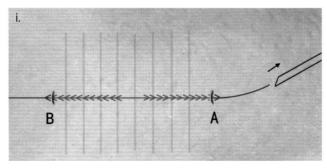

图5-30　i　出针留线

拉紧

　　慢慢上拉进针孔A穿出的线尾，辅助手轻压皮肤，使锯齿与组织卡紧，可感觉到皮肤一格格地上升，并被倒钩卡紧，拉至满意为止（图5-30j）。拉紧程度需凭个人经验感觉，不同患者适合的松紧度也不同。

　　再轻拉出针孔B穿出的线，辅助手将皮肤上移，同样可感觉到皮肤一格格地上移，并被倒钩卡紧，拉至满意为止（图5-30k）。

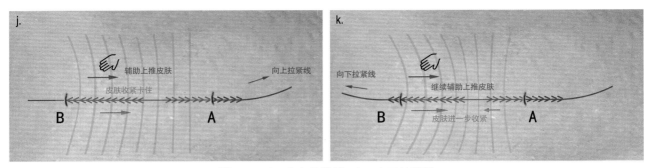

图5-30 j 向上拉紧线；k 向下拉紧线

剪线

剪刀紧压皮肤，将多余线头剪去。轻抚皮肤，将线头缩回皮下较深层即可（图5-30l、m）。

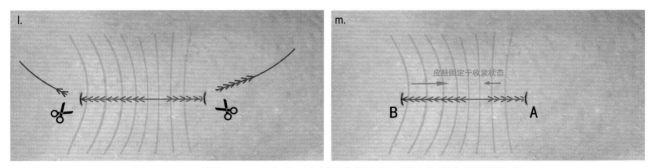

图5-30 l 剪线；m 线体的双向锯齿卡紧皮肤，使皮肤固定于收紧状态

多根线加强效果

用同样的方法埋入多根线，加强提升效果（图5-30n）。

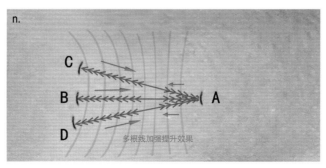

图5-30 n 多根线加强提升效果

双向锯齿线的操作方法 2（"内向型"锯齿 U 形对折悬拉法）

这是将一根较长的双向锯齿线对折使用的方法，效果相当于两根打结的单向锯齿线（图5-31a、b）。

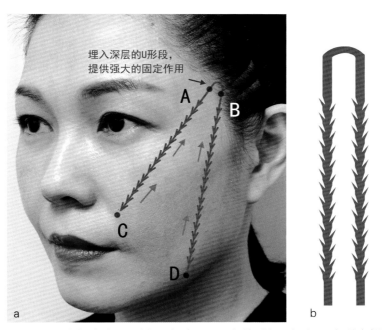

图5-31　a　双向锯齿线U形对折悬拉法；b　1根线对折，相当于2根单向锯齿线

牵引钩穿刺

操作时有些医生喜欢使用特制的导引钩（图5-32a、b），如果没有导引钩，可以用普外科手术的大弯针来代替。

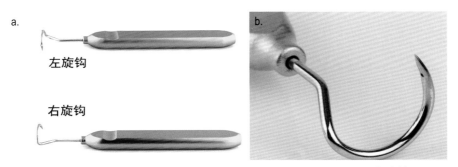

图5-32　a　线雕用的导引钩（左右各一，配成一对）；b　钩端特写

使用导引钩（图5-33a），从设计的A点进入，B点穿出。

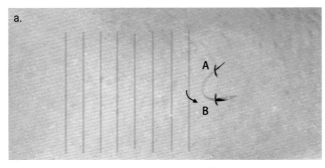

图5-33　a　导引钩穿入

锚点固定

将双向锯齿线从导引钩的孔中穿入（图5-33b），旋转将导引钩拉出，同时带出线头（图5-33c），再拉线头，至两端长短相等，双向锯齿线中间无齿的那一小段线即埋入了深层，起到固定的效果，同时拉拽两根线头，感知线的中段是否固定牢固（图5-33d）。

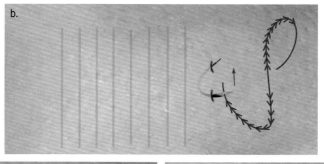

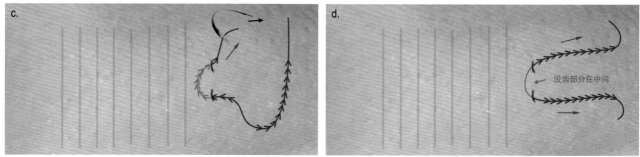

图5-33　b～d　将线带入深层后穿出，形成固定锚点

导引针穿刺

导引针由下面C孔穿入，上面A孔穿出（图5-33e），将线头从导引针穿入（图5-36f），至针尾穿出、拉平（图5-33g、h）。

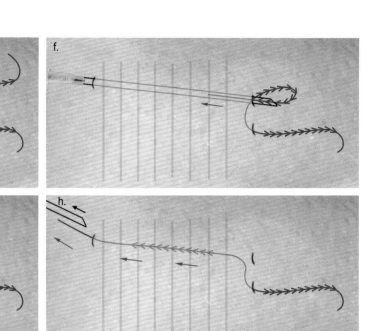

图5-33　e~h　导引针穿第1段线

同样的方法，由D孔穿入，上面B孔穿出，将另一个线头从导引针穿入，至针尾穿出、拉平（图5-33 i、j）。

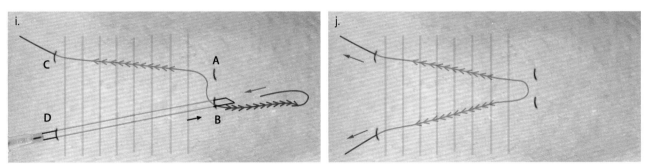

图5-33　i、j　导引针穿第2段线

拉紧

一手轻拉下方穿出的线，辅助手将皮肤上推，同样可感觉到皮肤一格格地上升，并被倒钩卡紧，拉至效果满意为止（图5-33k）。

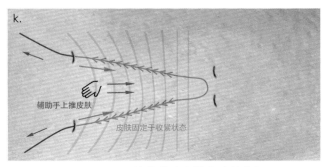

图5-33　k　拉住线头上推皮肤并收紧

剪线

用剪刀紧压皮肤,将多余线头剪去,轻抚皮肤,将线头缩回皮下较深层(图5-33l),埋线完成,处理皮肤至悬吊收紧状态(图5-33m)。

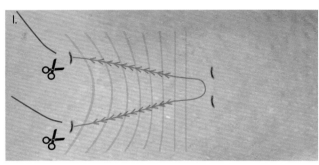
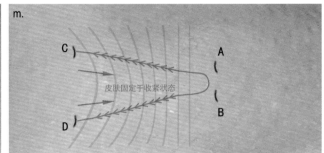

图5-33 l 剪线;m 收紧状态

双向锯齿线的操作方法3("外向型"双向双股锯齿线)

"外向型"双向双股锯齿线,其本质就是单向锯齿线加强版的另一种形式(图5-34),双向的锯齿对折,其中一段收入针中,另一段暴露在外,锯齿朝向线尾,对折后很方便进针穿行,植入的线则不易拉出,穿刺一次,相当于同时植入2根单向锯齿线的效果。

这种线的进针方法,与前文所记录的多向锯齿线完全相同。所不同的是,在收尾时,务必要进行打结操作,以避免线体向下滑动,并得到更好的固定及提拉效果。

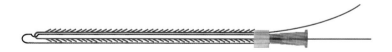

图5-34 "外向型"双向双股锯齿线

打孔(图5-35a、b)

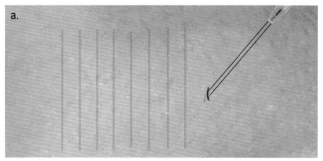
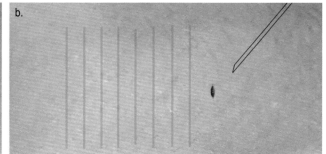

图5-35 a、b 锐针打孔

进针（图5-35c、d）

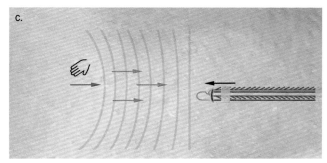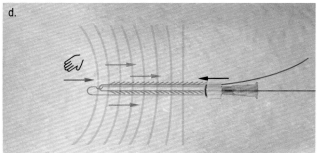

图5-35 c、d 进针

出针（图5-35e）

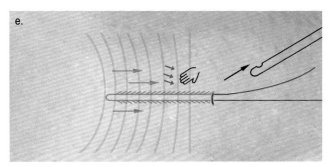

图5-35 e 出针

同样的方法再进一针（图5-35f、g）

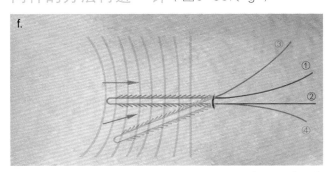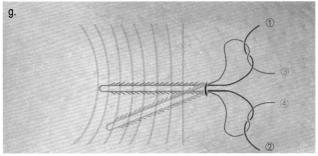

图5-35 f、g 用同样的方法再进一针，拉紧后得到更强大的提拉效果

两两打结（图5-35h）

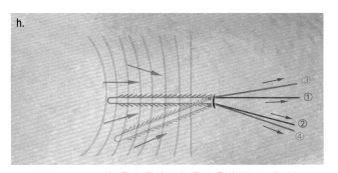

图5-35 h 将①和③线尾与②和④线尾两两打结

剪去线尾（图5-35i、j）

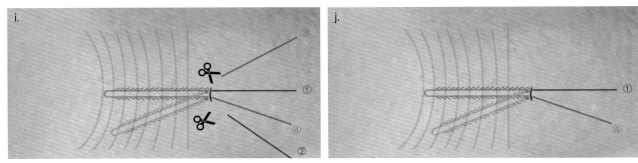

图5-35　i、j　贴根剪去②和③线尾

再次打结（图5-35k、l）

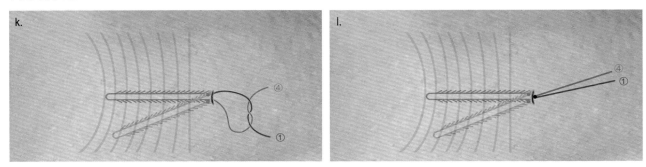

图5-35　k、l　再次将①和④线尾打结

剪线后将线结埋入深层（图5-35m、n）

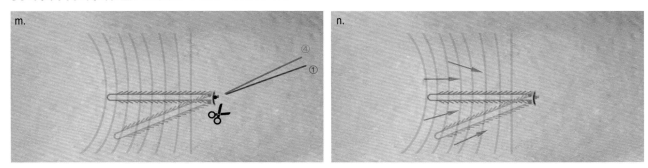

图5-35　m　贴根剪线；n　将线结埋入深层，使皮肤达到紧致效果

東廠 第二代线雕技术 2- 逆向埋线

多向锯齿线进针方法（逆向）

逆向进针（图5-36a、b），是由面部下方向上进针，由于针刺穿行的方向与皮纹收缩的方向相同，因此穿针的同时就可将皮肤向上推，并可一直穿行至颞部甚至发际线内。同样长度的线体，使用

效率更高，因此使用相同的线材进行逆向埋线，比正向埋线效果更好。

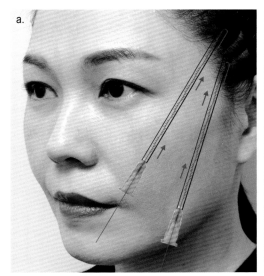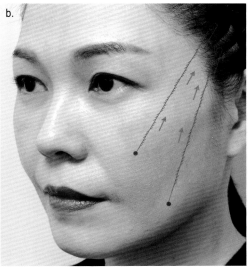

图5-36　a、b　逆向进针布线设计法

等价交换，有一利，必有一弊！

其缺点就是面部进针孔过多，尤其使用的是粗的锯齿线，在术后的早期，针孔的痕迹较为明显，影响美观（图5-37）。

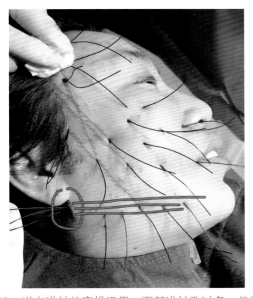

图5-37　逆向进针的实操运用，面部进针孔过多，且不隐蔽

有了正向埋线的操作经验后，逆向埋线法其实很容易掌握，进针手法、层次、手感基本相同，仅仅是进针孔与进针方向以及一些小细节不同而已。

打孔

略。

进针

锐针打孔后进针（图5-38a），层次与正向埋线一致，均为皮下，进针的同时会将皮肤向上推（图5-38b）。

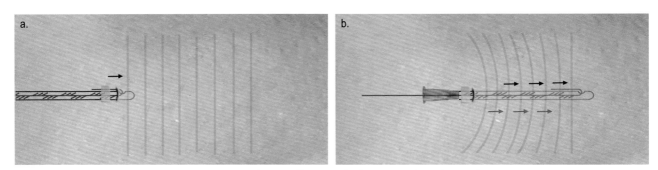

图5-38　a、b　打孔后进针，注意进针的同时皮纹走向的变化

出针

将针拔出，线即留在体内，将皮肤压紧，多向锯齿即将皮肤固定于提升的位置（图5-38c）。

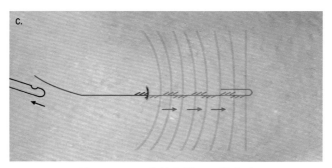

图5-38　c　出针留线，压紧皮肤

剪线

直接剪去多余的线尾，稍加按压，皮肤平整即可（图5-38d、e）。

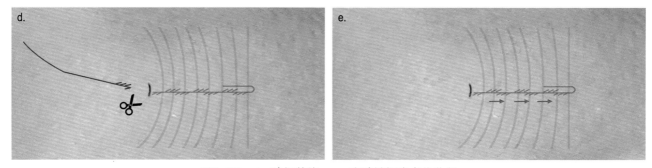

图5-38　d　贴根剪线；e　皮肤被锯齿卡住收紧

补充进线

用同样的方法植入多根线，达到整体提升的效果（图5-38f）。

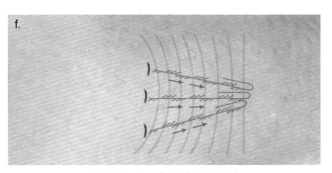

图5-38　f　多根线加强提升

触类旁通

混合锯齿线可用这种方法进行埋线，达到发际线内牢固的卡扣效果（图5-39a、b）。

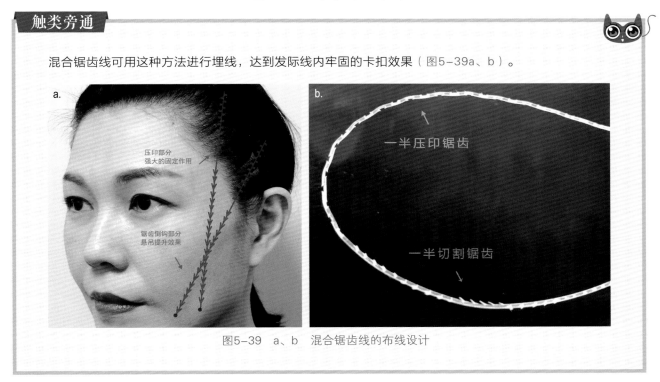

图5-39　a、b　混合锯齿线的布线设计

双向锯齿线逆向埋线方法（"外向型"双向双股锯齿线）

"外向型"双向双股锯齿线也可用于逆向埋线（图5-40），只是由于锯齿方向的原因，这种埋线的方法固定效果并不是太牢固，故并不推荐。

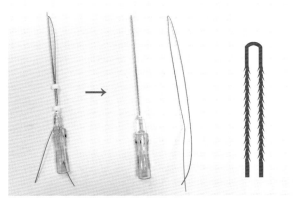

图5-40　"外向型"双向双股锯齿线（小V线）

这种线的操作方法与多向锯齿线逆向植入方法完全相同（图5-41a～f）。

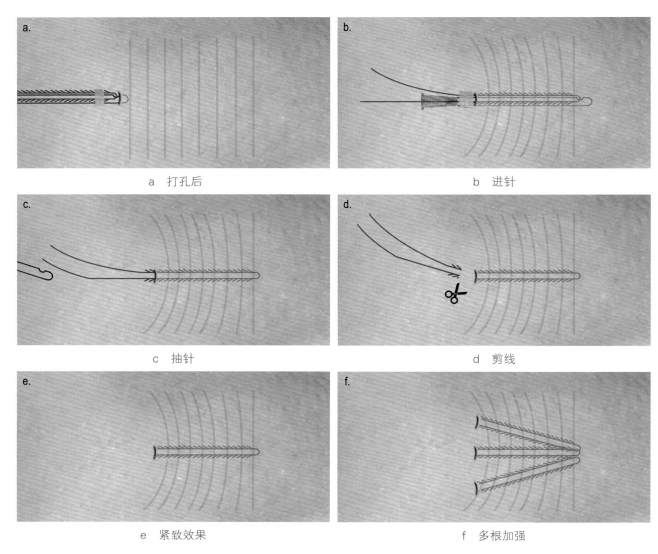

a 打孔后

b 进针

c 抽针

d 剪线

e 紧致效果

f 多根加强

图5-41 a～f "外向型"双向双股锯齿线逆向进针法

注意

（1）由于是逆向进针，锯齿方向与正向进针方向相反，故并不用担心单向线体向下移位的问题。

（2）这种埋法的锯齿方向并不利于组织的紧致，因此这种方法平时用得并不多，更建议使用多向锯齿线来进行逆向固定。

（3）多向锯齿线外露的锯齿会增加埋线阻力和难度，并有割伤组织的风险，因此不能这样对折成双股来操作。

（4）这种方法虽然并不推荐，但在这基础上发展而来的第三代技术，通过反折来加强固定，形成双V形，即W形的反折点，能起到很强大的提拉效果，使小V线达到大V线的提拉效果，且不必担心进针孔过大的痕迹问题（详内后文122页），作者现在使用较多。

曲线进针法

有时我们会看到一些厂家宣传材料中的布线图，画的都是曲线（图5-42a、b），很多人都会疑惑，针是直的，用什么样的方法可以埋成曲线呢？

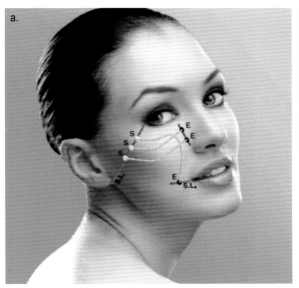
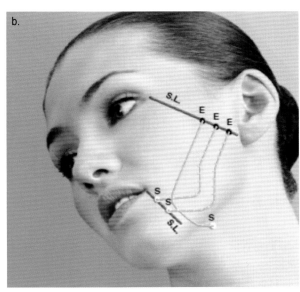

图5-42　a、b　悦升线厂家宣传图中的曲线布局

实际上，人的面部皮肤是有弹性的，辅助手稍用力推移，就可将曲线推成直线（图5-43a、b），即可以方便导引针的进入（图5-43c），然后穿线（图5-43d）。

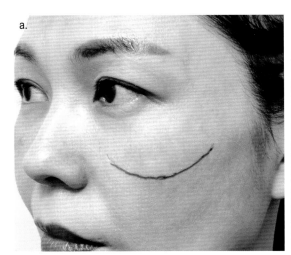
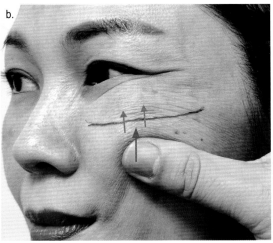

图5-43　a　重力下皮肤下垂呈曲线；b　辅助手上推即成直线

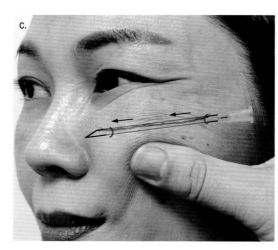
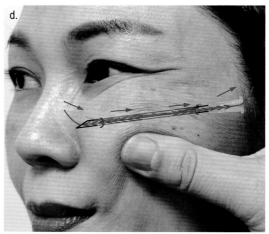

图5-43　c　穿针；d　穿线

　　抽出针后，松开辅助手，由于重力的影响，皮肤又会下垂（图5-43e、f）。拉紧线的两端，使锯齿卡紧，就可得到向上、向内收的合力（图5-43g）。剪去线头、线尾，"内向型"双向锯齿卡紧，达到较好的提升效果（图5-43h，i）。

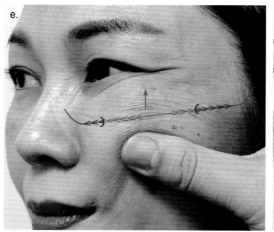
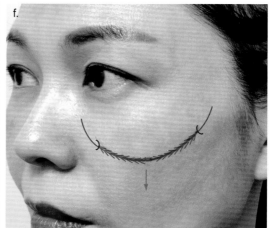

图5-43　e　抽针后辅助手将皮肤上推；f　松开辅助手后，在重力的作用下皮肤再次下垂呈曲线

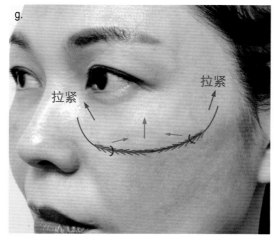
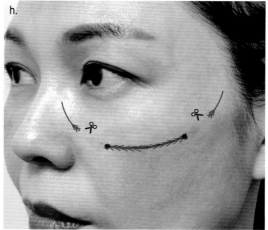

图5-43　g　拉紧线后，皮肤及软组织上提后被倒刺固定；h　剪线

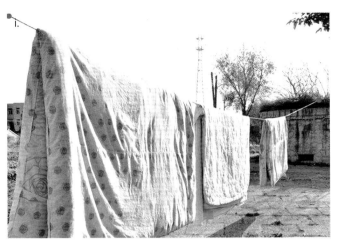

图5-43　i　横向提拉的原理如同晾被子，绳子两端收紧了，被子就被拉上去了

要达到更好的效果，可以用同样的方法在稍下方的位置，再增加1根线（图5-43j），可加强提升及聚拢效果，还可与其他埋线方法联合使用（图5-43k）。

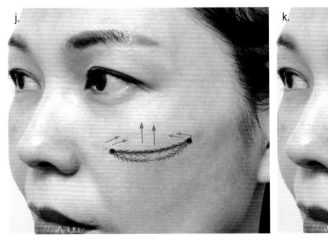 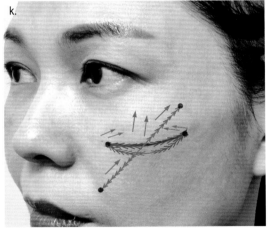

图5-43　j　用同样方法在稍下方增加1根线；k　与其他线联合使用，增加提升效果

注意

　　由于面部是个三维立体的结构（图5-44），平时进针时其实是顺着人体面部的弧度而穿行，而非严格意义上的直线，加上直立位与仰卧位面部皮肤的相对位置也并不相同。所以，**并不存在严格意义上的直线埋线！**

　　利用皮肤的弹性，辅助手配合，尽量使针穿行时的前方处于同一平面的一条直线上是操作的关键点之一。书中由于是平面作图，无法将这一情形绘制出来，读者在现实操作时，即可领会。

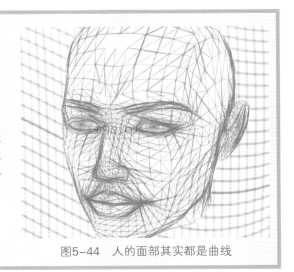

图5-44　人的面部其实都是曲线

桥接法

这是由"内向型"双向锯齿线（图5-45）对拉悬吊法（图5-46a、b）衍生出来的一种埋线法（图5-47a、b）。

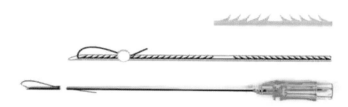

图5-45 使用"内向型"双向的小V线，也可用多向锯齿线来代替，但效果要差些

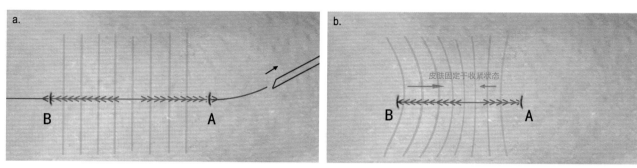

图5-46 a、b 双向锯齿线对拉悬吊法

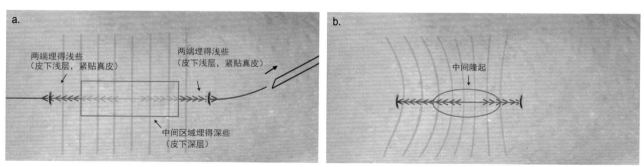

图5-47 a、b 双向锯齿线桥接法（平面示意图），中间的线体埋得更深一些

这两者的区别在于进线时中间的线体埋得更深一些，两侧收紧后，即可形成中间隆起的效果（图5-48a～f），类似拱桥的外观（图5-49），故名"**桥接法**"。

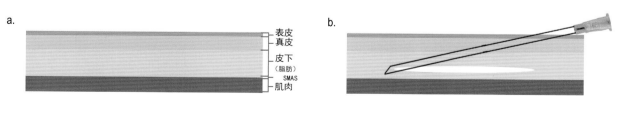

a 面部组织大致分层

b 皮下松解剥离

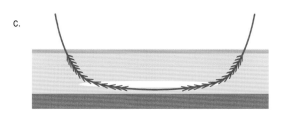

c　中间深两端浅，植入双向锯齿线

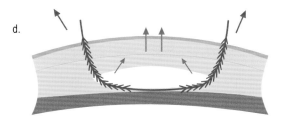

d　拉紧两端，中间隆起

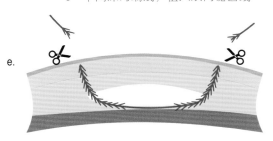

e　剪去多余线头

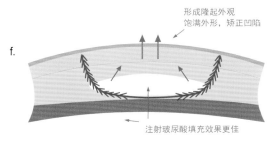

形成隆起外观
饱满外形，矫正凹陷

注射玻尿酸填充效果更佳

f　操作完成，形成隆起外观，若配合玻尿酸效果更佳

图5-48　a～f　桥接对拉法操作剖面示意图

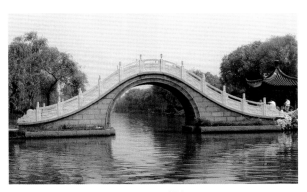

图5-49　拱桥

使用这种方法，在起到悬吊提拉的作用时，可同时达到局部更加饱满的外观，尤其适用于苹果肌凹陷，以及眶颧沟（印第安纹）的矫治（图5-50a、b），再配合注射玻尿酸，效果更佳。

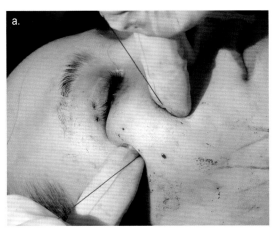
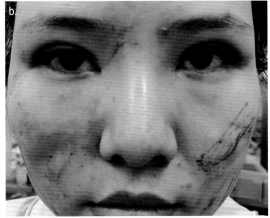

图5-50　a　术中的"桥接"操作；b　术中坐起观察，对比未操作的左侧，可见右侧苹果肌隆起，眶颧沟（印第安纹）得到明显改善

第三代线雕技术

作者定义的第二代埋线方法，均是当线进入体内后，**单纯由锯齿倒钩**形成拉力，达到提升和（或）紧致的效果。

第三代技术则在锯齿倒钩的基础上，加上线体本身的支撑力（图5-51a），最常见的形式就是反折（图5-51b）和环形收缩法（图5-69）。

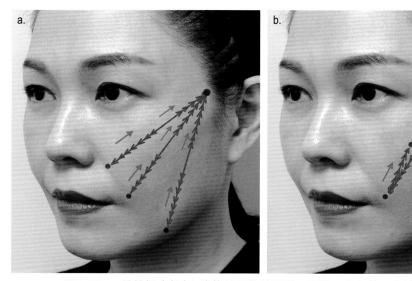

图5-51　a单纯锯齿拉与b线体反折拉的区别，即第二代与第三代技术的区别

"内向型"双向锯齿线进针方法 1（悦升线的正向翻折法，图5-52）

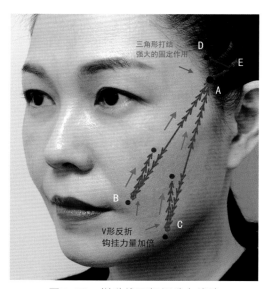

图5-52　悦升线面部提升布线法

悦升线用于提拉中下面部的型号为连为一体的双针,其中一端为直三棱针,可用于面部的直接穿刺,无须导引针配合;另一端为弯针,用于发际线处的固定打结(图5-53)。

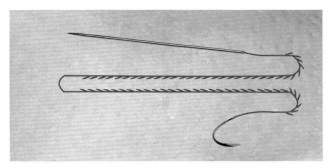

图5-53 使用的悦升线,为"内向型"双向锯齿线,一端为针,一端为钩,可谓"铁划银钩"

直接穿第1根线(图5-54a、b)

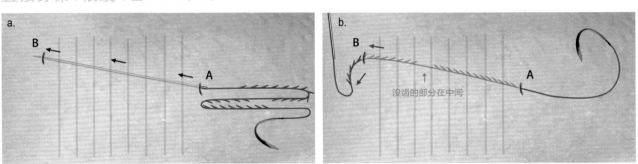

图5-54 a 直接进针;b 整条线穿入,没齿的部分在中间

同样方法穿第2根线(图5-54c、d)

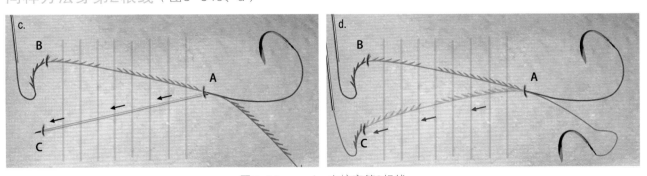

图5-54 c、d 直接穿第2根线

三角形打结固定

上方的弯钩直接于深层穿刺,形成一个三角形的闭合,再打结,以得到更加牢固的固定效果(图5-54e~l)。

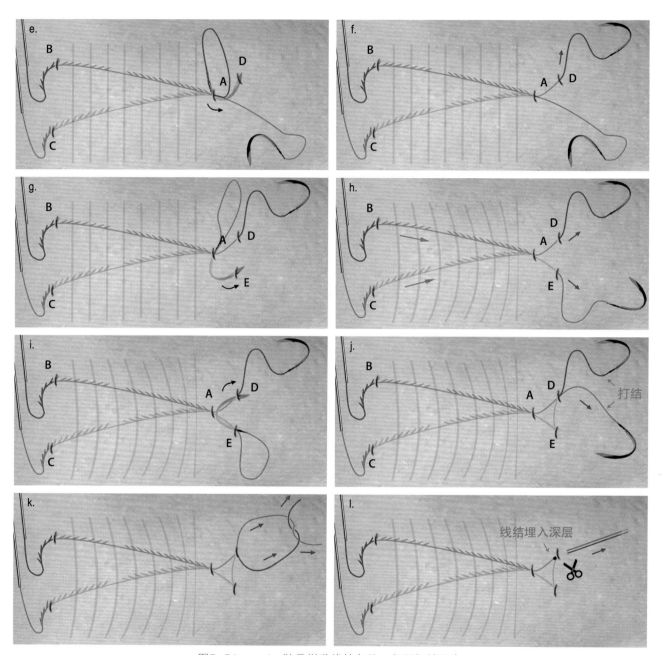

图5-54　e～l　独具悦升线特色的三角形打结固定

反折加强

当锯齿线从远端穿出，若此时将线拉紧后直接剪断线头，即为典型的第二代埋线法。

而将多余的线头反折回去（图5-54m～s），形成另一道钩挂，同时线的反折点又是一个更强的提升着力点，**这就是第三代埋线技术与第二代埋线技术的最大区别。**

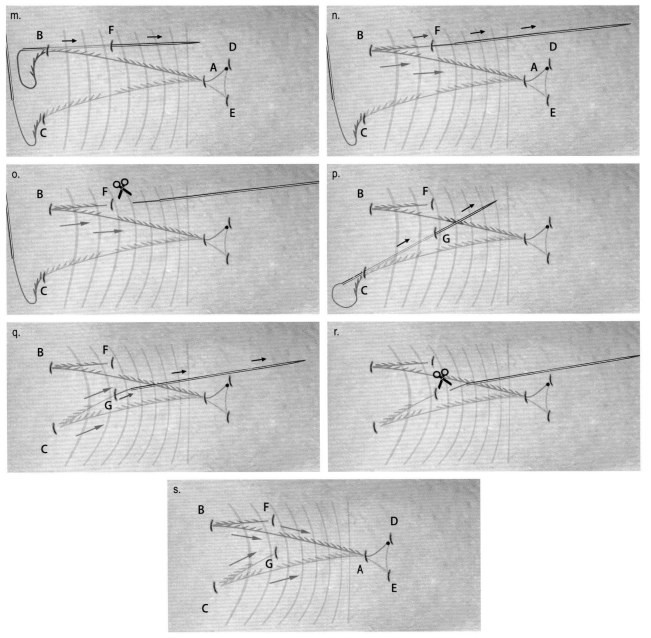

图5-54 m~s 第三代埋线技术的关键是两个线头反折，加强固定的操作

触类旁通——T形针的使用

悦升线有一款T形针（图5-55），可能会让人第一眼看到觉得不知所措。

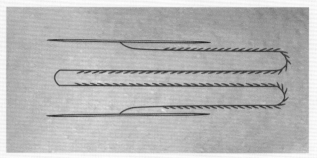

图5-55 悦升线的T形针

实际上，这是为了方便反折操作，而对普通直针做的改进，操作时无须将整根针拔出，即可直接在体内转向，从而方便反复穿刺（图5-56a～f），最常用于双下颌的收紧，也可用于手臂、腹部的收紧。

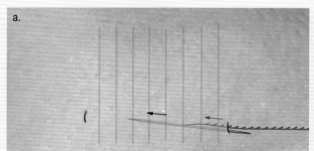

a 针带线直接穿刺

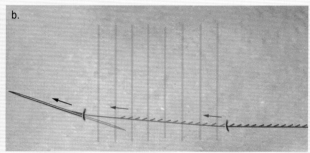

b 针的一头从一端穿出，另一头留在体内

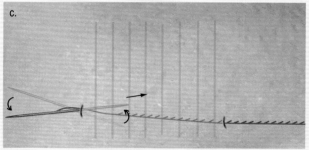

c 针头在体内直接转向，准备再次穿刺

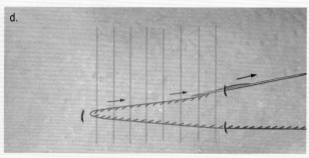

d 针的另一头继续前行穿刺

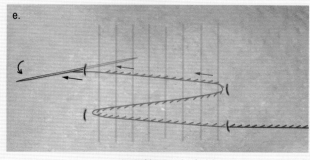

e 如此梭形反复穿刺

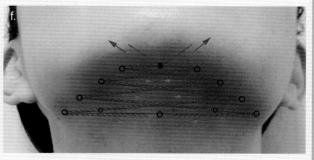

f 两根针如此反复操作，完成双下颌埋线

图5-56 a～f 悦升线T形针的使用方法

"内向型"双向锯齿线进针方法 2（快翎线的多重反折法）

这是快翎线独有的一种方法，能将单根长40~50cm，甚至更长的线（图5-57）通过导引针多次穿行于皮下，形成多重反向的牵挂。

这样，1根长线就能够达到普通短线十几根的牵拉固定效果（图5-58）。

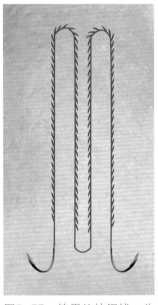

图5-57　使用的快翎线，为"内向型"双向锯齿线，总长度45cm

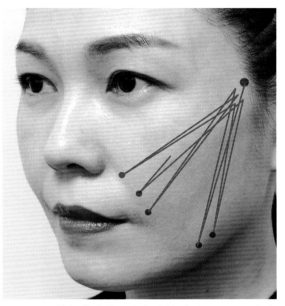

图5-58　快翎线的多重翻折布线法（由于快翎线多次反折，线多而密，故图上未将锯齿画出，实际上快翎线应为双向锯齿线，经反复翻折，可达到多向锯齿的加强固定效果）

将线穿入导引针

剪去针头（图5-59a，快翎线自带的针头是为了符合某些规章制度的标准，在面部的提升操作时，并无实际作用），将针穿入导引针，导引针建议使用半钝针（图5-59b）。

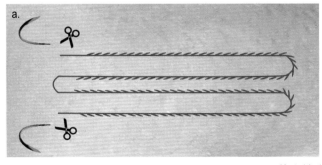
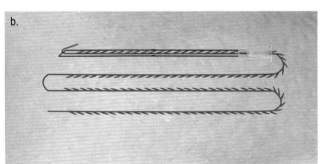

图5-59　a　剪去针头；b　将线穿入导引针

进针出针

这个步骤同多向锯齿线正向操作方法相同，在皮下将针穿刺前送（图5-59c），然后将针抽回，辅助手上推皮肤，由于锯齿倒钩的作用，线即固定在组织中，并不随针的后退而后退，针尖不必拔出进针孔，待针尖即将从进针孔抽出时，在进针孔处皮下直接转向，准备另一方向的二次穿刺（图5-59d）。

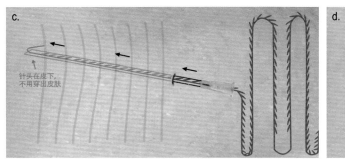
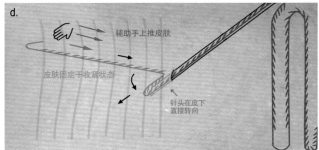

图5-59 c、d 按多向锯齿线正向埋线法进针出针

反复多次操作

再次穿刺，并拔出（图5-59e、f），如此反复操作，至线用完为止（图5-59g～m）。

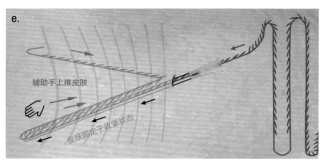
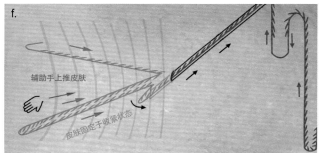

图5-59 e、f 二次穿刺及后退

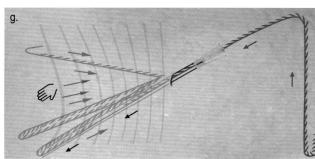
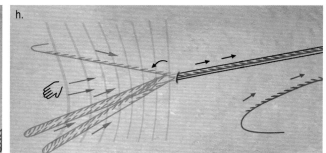

图5-59 g、h 三次穿刺及后退

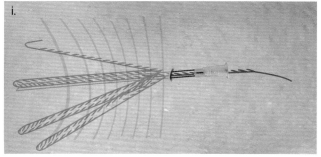
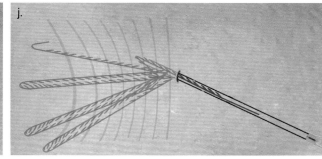

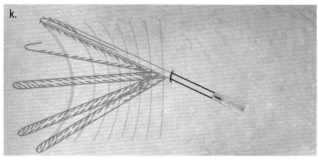

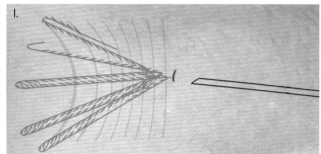

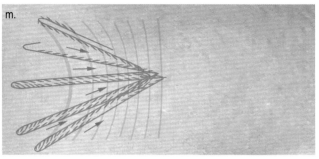

图5-59 i～m 多次穿刺及后退直至线全部埋入皮下

注意

　　穿刺时保持辅助手，将皮肤处于上推状态（图5-60）。

　　根据每个人松垂情况的不同，按各部位松弛的严重程度来编号排序，标记需要提拉的点位，并以此为顺序操作（图5-61），最为严重的部位可反复穿刺多次来加强。

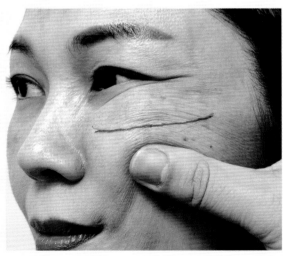

图5-60　进针和出针时均要保持皮肤处于上推状态

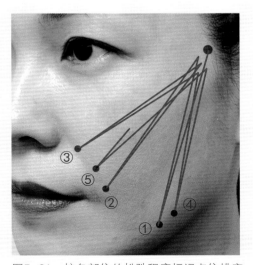

图5-61　按各部位的松弛程度标记点位排序

（真人操作详见153页）

触类旁通——毛球样埋线法

　　毛球样埋线法的灵感源自快翎线的长线反复穿刺，用之于平滑线，可以将一根直线在体内揉成一团，如毛线球样（图5-62a~g），故如此命名。

　　除平滑线外，爆炸线、网管线都可使用这种方法，使局部凸起，从而增加触感。这些局部凸起在面部会严重影响外观，并不适用。而在阴道内壁，外形就无关紧要了，表面的凸起可增加性行为时的快感，以满足一些特殊需求（图5-65h）。

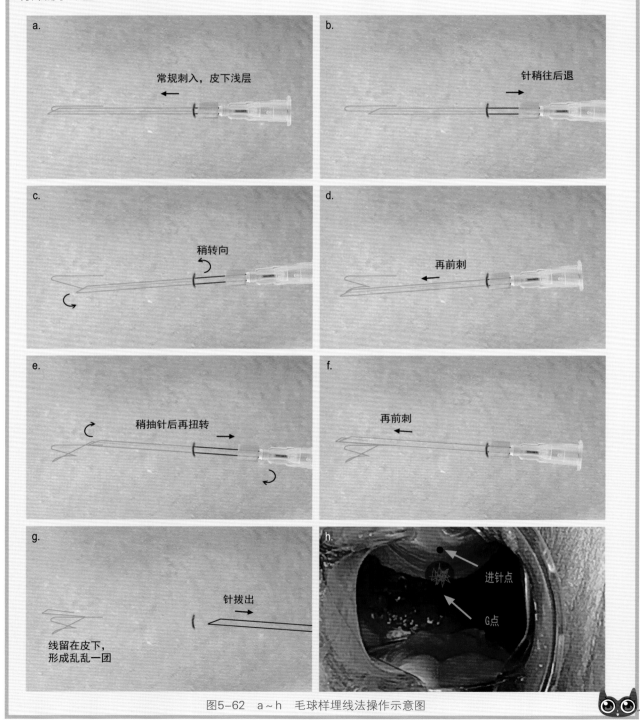

a. 常规刺入，皮下浅层

b. 针稍往后退

c. 稍转向

d. 再前刺

e. 稍抽针后再扭转

f. 再前刺

g. 针拔出　线留在皮下，形成乱乱一团

h. 进针点　G点

图5-62　a~h　毛球样埋线法操作示意图

V 形逆向埋线法

这是作者自创的一种方法，灵感源自上面所说的悦升线的反折法，为逆向进针法与反折法的结合，操作简单，灵活可靠，适用于21G的60mm或90mm双向或多向锯齿线（小V线）（图5-63、图5-64）。

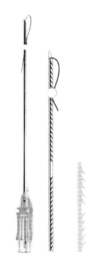
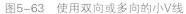

图5-63　使用双向或多向的小V线

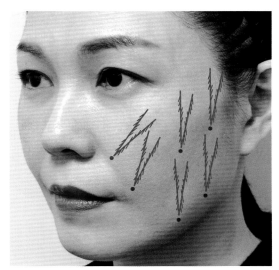

图5-64　小V线V形逆向布线法

在小V线逆向进针（图5-65a、b），将针回退，至针尖即将从进针孔抽出时，进行偏转（图5-65c），再次向前穿行（图5-65d），将剩余的线以反折的形式穿回，出针后即形成牢固的V形牵挂（图5-65e）。

重复此操作，多根线联合应用，可以使效果进一步增强（图5-65f）。

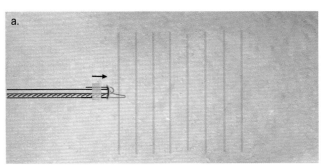

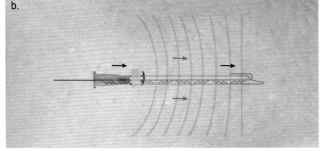

图5-65　a、b　进针

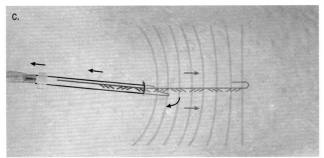

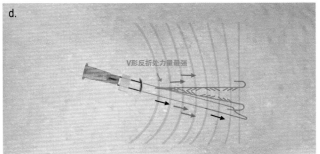

图5-65　c　转向；d　二次进针

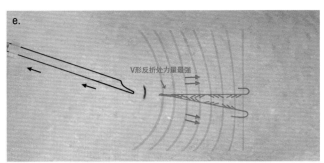
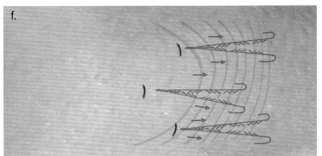

图5-65　e　形成V形，固定牢靠；f　多个V形，加强效果

图5-65　a～f　小V线V形逆向埋线法

真人操作图示详见本书第六章（161页）

W 形逆向埋线法

　　使用的是"外向型"双向双股锯齿线（图5-66），即前文不太推荐的"外向型"双向双股锯齿线逆向埋线法（详见106页，图5-41a～f）与V形逆向埋线法结合而成升级版（图5-67）。

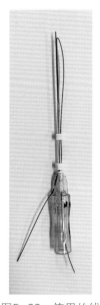
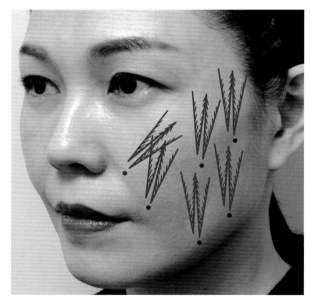

图5-66　使用的线　　　　图5-67　小V线W形逆向布线法

　　这种方法的原理与V形逆向埋线法完全相同，操作方法与V形进针法基本类似（图5-68a～e），只是增加一个反折收线尾的操作（图5-68a～e），即形成2个V形，合在一起即为W形（图5-68f～i），因此可以得到接近2倍的V形埋线法的拉力效果，多根线力量叠加，效果更佳（图5-68j）。

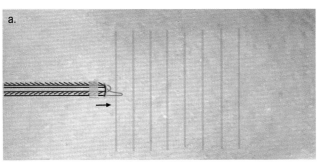
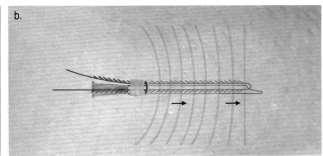

图5-68　a、b　逆向进针（若直接剪去线尾，即为前文所述的第二代双向双股锯齿线埋线法）

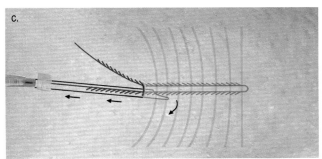
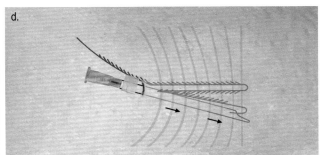

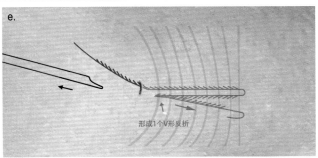

图5-68　c~e　转向二次进针，形成第1个V形反折

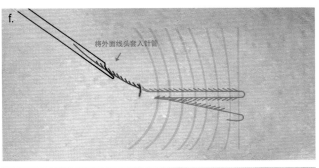
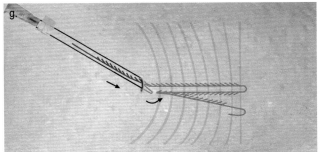

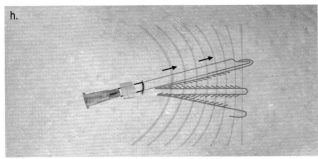
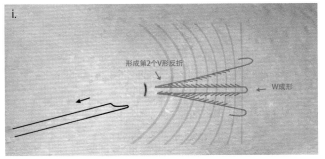

图5-68　f~i　将线尾套入针管，第3次进针，形成第2个V形反折，W成形

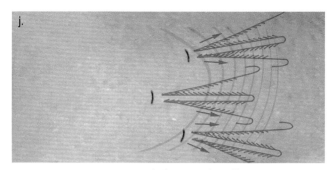

图5-68　j　多个W形，加强效果

环形收拢法（组织折叠法）

无论有无锯齿，只要将线体打结，都可得到一个环扣，并将环扣内的组织收紧，可以使用柔软的不带锯齿的普通PDS线或PLLA线，某些特殊部位也可使用双向锯齿线。

操作方法并不复杂，充分剥离皮下组织，使用导引针辅助进线，形成一个由深到浅再到深的环扣即可（图5-69a~h），也可使用双直针逆向操作（图5-70）。

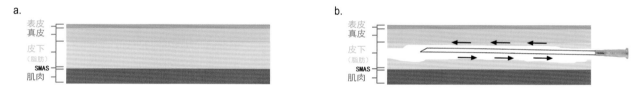

a、b　用钝针或小的抽脂针反复穿刺，剥离皮下，形成一个腔隙

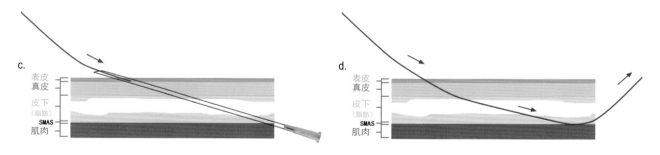

c、d　由深到浅导入线头

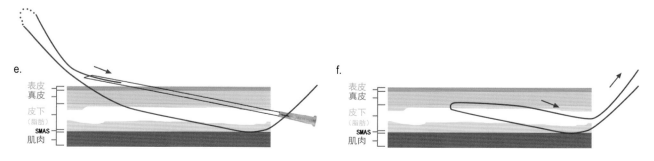

e、f　从较浅层导入线尾

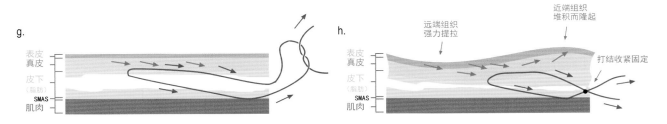

g、h　打结后，浅层组织即向深层的固定点位，即线结位置牵拉，得到一个较为强大的拉力，牵拉起始部位，由于组织的堆积会有局部隆起

图5-69　a~h　环形收拢法的操作示意图

这种方法用于中下面部的提升，常被称为筋膜折叠法，同样的方法改变下进线位置，即可达到很好的收紧双下颌的效果（图5-70）。除面部提升外，这种方法还常用于鼻翼（图5-71）以及阴道口的紧缩。

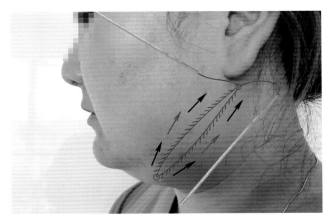

图5-70　使用自带的双锐针直接穿刺，形成环形的收拢，可很有效地解决双下颌的问题。2020年在"江湖"上被炒得火热的所谓的"绣春刀"技术，其实就是这一招。

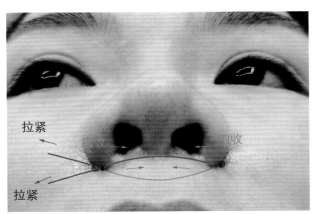

图5-71　环形结扎，鼻翼缩窄

埋线收尾的方法

平滑线与螺旋线的收尾方法

平滑线与螺旋线基本上是线随针一起插入，一般不需要处理线尾（即冒出皮肤进针孔的线尾，图5-72）。

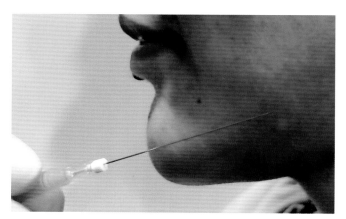

图5-72 拔针后整根线留在体内

但如果穿刺时操作不当，针未插到最末端，则可能会有线尾露出（图5-73a、图5-74a），此时可捏紧皮肤，将剪刀紧贴皮肤，剪断露出皮肤的线尾后，展平皮肤，线尾即可自行收入（图5-73b～d）。

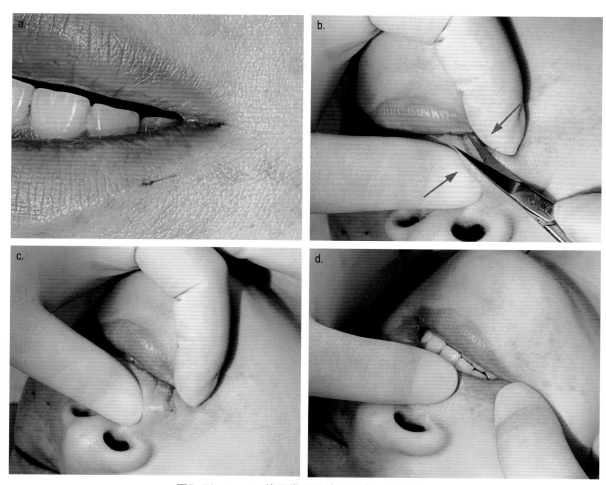

图5-73 a～d 线尾常用的处理方法，贴根剪去

另一种常用方法则是索性将整根线拉出，重新进线（图5-74a、b）。

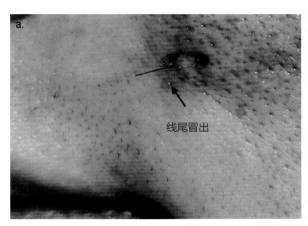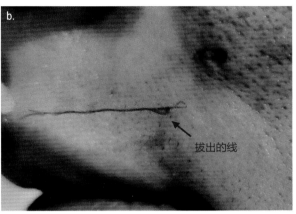

图5-74　a　线头露在外面；b　拔出完整的线

> **注意**
>
> 　　有时并非操作不当，而是患者的表情动作挤压，也会将线尾顶出皮肤，尤其是早起刺猬流，单纯使用平滑线全面部紧致埋线，可能需要一次性植入上百根平滑线，难免会有几根冒出头来。一旦出现这种情况，务必要让患者复诊处理，拔去整根线，或修剪冒出的线头，否则容易引起感染。

锯齿线收尾的方法

直接修剪

　　直接修剪是最简单、最直接、最常用的一种埋线收尾的方法。

　　捏紧皮肤，直接将线头贴根剪去，然后抚平皮肤后，线头即自动缩回（图5-75a~c），适用于多向锯齿线和双向锯齿线，早期的单向锯齿线由于有向前滑动的特点，不建议直接剪去。

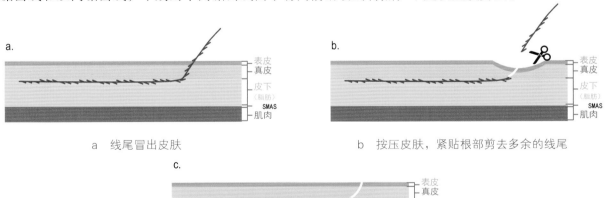

a　线尾冒出皮肤

b　按压皮肤，紧贴根部剪去多余的线尾

c　拉平皮肤，线尾即收回皮下

图5-75　a~c　直接修剪线尾

打结后埋入

1. 双线打结

早期使用的单向锯齿线，由于有向前滑动的特性，需要将线尾打结，才能避免不断前移，并形成较牢靠的钩挂效果（图5-76a～e）。

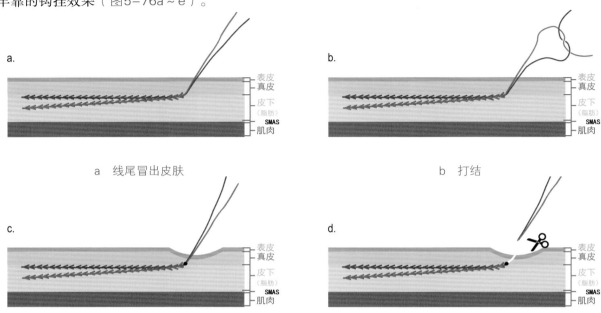

a　线尾冒出皮肤

b　打结

c、d　打结后压低皮肤，紧贴根部剪去多余的线尾

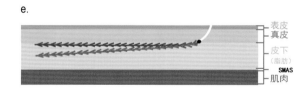

e　线结埋入深层，两根单向锯齿线绑在一起，不再前移，形成较牢靠的钩挂效果

图5-76　a～e　单向锯齿线打结收线尾

悦升线三角形穿刺后再打结，本质上是这种双线打结的加强版（图5-77a、b），理论上讲固定得更牢，操作也更加烦琐（详见前文113页）。

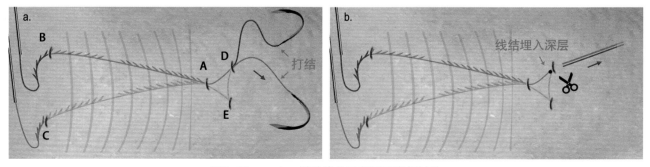

图5-77　a、b　悦升线的三角形固定打结法

2. 多线打结

如果埋入的线是多股，可以2根线与2根线一起打结（图5-78），甚至3根线与3根线一起打结。但是要注意，线越多，结越大，越不容易打紧，也不容易塞入体内。

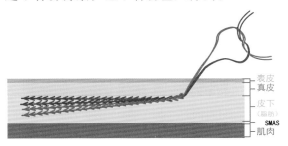

图5-78　2根线与2根线打结

3. 两两打结

两两打结法，即任意两根线为一组，先打结，打结后各剪掉1根线尾，只剩其中1根，将剩余的2根再打结（图5-79a~c）。

在线比较多的情况下，可2根线或3根线为一组进行同时打结。

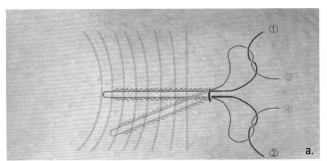
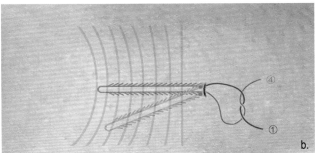
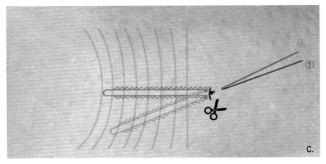

图5-79　a~c　两两打结法

注意

　　无论哪种打结法，线结都远比正常的线体要粗大，故需要将线结埋入较深层，即皮下深层，甚至肌肉中，故在打结穿刺前，需事先用尖刀片点刺出1个相对较大的口子，将线埋入后表面缝合1针（图5-80）。

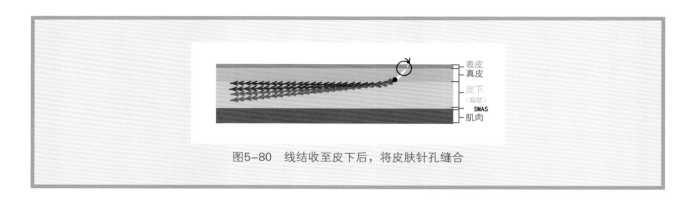

图5-80　线结收至皮下后，将皮肤针孔缝合

线尾直接深层导入

　　将多余的线头剪短至残留0.5～1cm长，套入针管后，向组织的深层导入，使线尾卡在组织深层，达到更强的固定效果（图5-81a～d）。

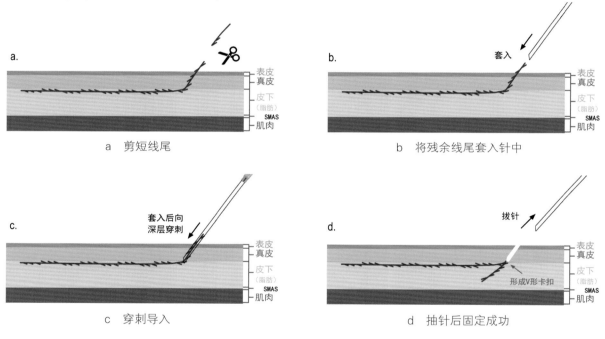

a　剪短线尾

b　将残余线尾套入针中

c　穿刺导入

d　抽针后固定成功

图5-81　a～d　线尾深层导入法

　　由于残留的线尾较短，故导入的方向可不限，只要导入得足够深，表面摸不到凸起的硬结，能起到固定效果即可（图5-81d）。

注意

　　这种方法比直接剪线要固定牢靠些，但是操作稍复杂，没有直接剪线那样利落。操作不当，可能会有线尾从针孔冒出，或发生局部隆起。

双向锯齿线桥接法用这种方法处理线头和线尾，可使苹果肌更加饱满，固定效果也更牢靠（图5-82a、b）。

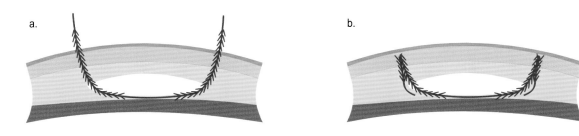

图5-82　a、b　桥接法的线头和线尾，使用深层导入的收尾方法，固定得会更牢靠

线尾顺势导入

这种方法适用于多向锯齿线或混合锯齿线，将多余的线尾，穿入针管内，再直接向发际线内穿行导入，形成更强大的固定效果（图5-83a～e）。

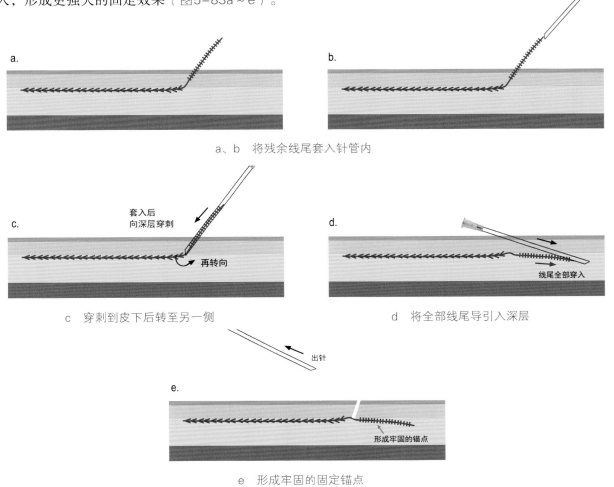

a、b　将残余线尾套入针管内

c　穿刺到皮下后转至另一侧

d　将全部线尾导引入深层

e　形成牢固的固定锚点

图5-83　a～e　线尾顺势导入收尾法

相比线尾直接剪去的正向埋线法（图5-84a），这种方法使线的利用率更高，线尾也不易冒出来，固定效果远比直接剪线要牢靠（图5-84b），但是穿行至发际线内，患者的疼痛感较明显，需要提前增大局麻范围。

而当局麻药效果散退后，患者的疼痛度，尤其是头皮内的胀痛，可能会引发类似偏头痛的症状，故患者的术后感受欠佳，因此这种方法作者用得较少。

相比逆向埋线法（图5-84c），这种方法的进针孔更少，从一个隐蔽的发际线进针孔即可植入多根混合锯齿线，进针孔也要隐蔽得多，但是这种进针法提拉效果不及逆向埋线法。

等价交换原则：“损伤越大，效果越大，副作用越大”！

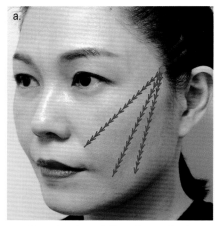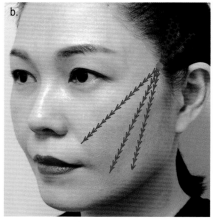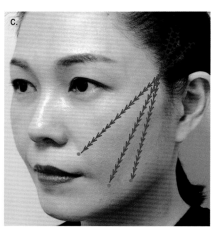

a 普通的正向埋线剪去线尾，操作最简单，风险最小，但线的利用率相对较低

b 顺势导入法，一个针孔就可以植入多根半切割半压印的混合锯齿线，但提拉效果要弱于逆向进针法

c 逆向进针法，提拉效果最强，但需要使用3个针孔才能完成同样数量的埋线

图5-84 a～c 3种方法的优缺点对比，●为进针孔

线尾翻折导入

这种方法就是前文所述的第三代逆向翻折埋线技术（图5-54、图5-67、图5-68、图5-69），故此处不再赘述。

 ## 加强与调整

邻位加强埋线

一根线埋完后，若觉得未达预期效果，则可用同样方法在邻位进行加强埋线，多根线的力量合在一起，达到叠加效果（图5-85）。

不同的线可灵活地联合使用，比如在主干部位使用几根双向锯齿线，达到强大的悬吊效果，邻位再增加多向锯齿线，起到更好的巩固效果，用这种方法，悬吊流和固定流即可完美结合（图5-85 a）。

这种组合的方法是很随意的，V形或W形逆向进针小V线可以和任何一种正向进针的大V线联合应用，弥补大V线边缘角落拉力不够的问题，而大V线则可给予全面部整体紧致的力量，单独使用小V线很难有这样的力道，故两者结合可优势互补，达到极佳的整体紧致+悬吊提升的效果（图5-85b）。

这种联合应用的模式为作者目前使用最多的方法，详见下一章相关内容（156页）。

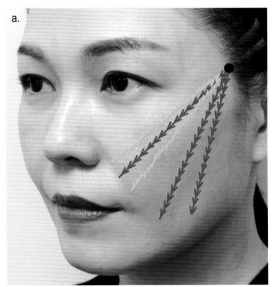
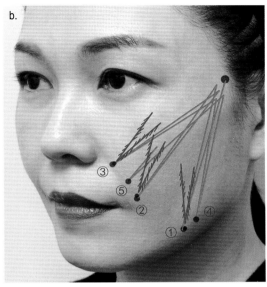

图5-85　a　浅蓝色的线起到邻位加强的效果，两大流派的结合；b　快翎线与小V线逆向埋线法的联合应用

接力式加强埋线（阶梯式）

如果把邻位加强看作是水平的加强方式的话，接力式可视为纵向加强的方法，也有人将其称为**阶梯式埋线**，如爬楼梯那样一级级上升，比较形象。

由于小V线较短，很难用1根线贯穿全脸，故通常需要使用这种阶梯样的埋线法，才能达到全面部提升的效果（图5-86）。

大V线长度足够，可一通到底，甚至贯穿至发际线，故大多没有这样埋线的需求。

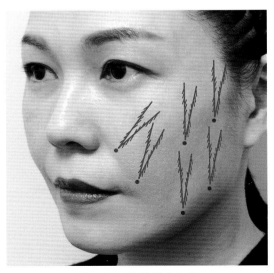

图5-86　阶梯纵向加强

辅助操作手法

上推皮肤

进针和出针时，往往都需要辅助手将皮肤上推，然后再利用锯齿使皮肤钩挂固定于较治疗前更高的位置（图5-87），前文中已多次提及这种手法。

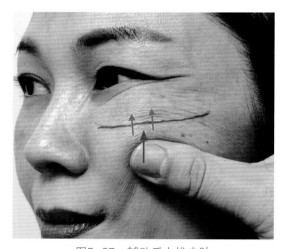

图5-87　辅助手上推皮肤

按摩松解

埋线太紧，可能造成表面的凹凸不平，稍做按摩即可将线拉松脱钩（图5-88a～c）。

但要注意，早期和轻度凹凸不平是埋线收紧效果的正常表现，松解太多反而影响效果。

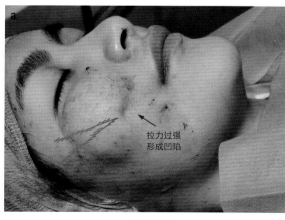

a　拉太紧了

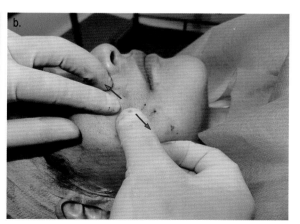

b　按压松解

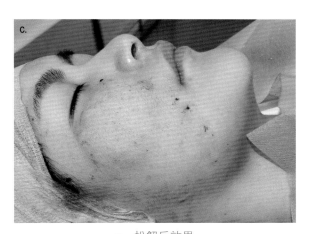

c　松解后效果

图5-88　a~c　按压松解

增强埋线效果的辅助方法

吸脂

损伤与效果成正比。

通过面部吸脂，可使面部组织体积缩小，重量变轻，更容易上拉，抽脂造成的损伤在线的固定下，形成异位粘连，使提拉的效果更佳。

尤其是双下颌、手臂等部位，先吸脂，再通过线雕来收紧皮肤，增加组织粘连，可比单纯吸脂的紧致效果更好，且比单纯埋线效果更永久。

其实可以将埋线视为吸脂手术（图5-89a、b）的一种加强辅助的收尾步骤。

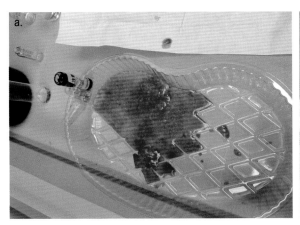
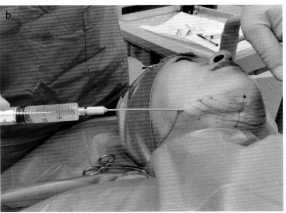

图5-89　a、b　双下颌吸脂术

剥离穿刺

除双下颌、下颌缘外，面部其他部位其实抽刮不出太多脂肪，即便强行刮出了部分脂肪，也可能会导致面部凹凸不平而影响外观，故实际损伤时，有时只是用钝针进行反复穿刺松解，而非抽吸（图5-90）。

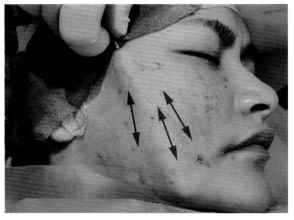

图5-90　剥离穿刺

通过反复穿刺形成更多的皮下创伤，埋线后则可形成更多的瘢痕粘连，以达到更好的提升紧致效果。

> **注意**
>
> 当然，使用这种方法造成损伤，其肿胀程度会比单纯埋线要高很多，还是**等价交换原则**：*损伤越大，效果越好*。妄想不痛不痒没有任何损伤而达到永久的效果，是违背自然规律的、不可能实现的！

玻尿酸填充

最常见的部位是鼻背的埋线，线体只是起到立体支架的效果，最终还需要用玻尿酸来达到组织容积增加的目的，两者联合应用，可以达到钢筋混凝土的效果（图5-91）。

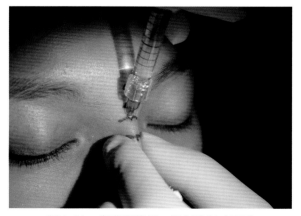

图5-91　鼻背埋线后，即刻注射玻尿酸

如某公司最新出品的网润线，在退针的同时可直接套上玻尿酸的注射器，边退针边给药，使玻尿酸直接充盈在线体支架中，达到钢筋混凝土的效果（图5-92）。

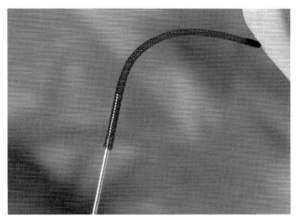

图5-92　网润线

PRP 等

PRP理论上也可使愈合更好，有见韩国医生推荐，直接利用平滑线现成的针管进行PRP注射，以增强线雕的效果（图5-93a、b）。

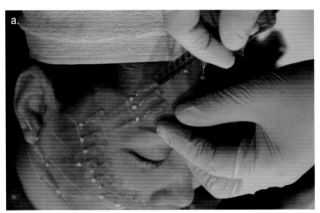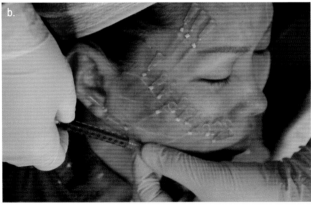

图5-93　a、b　平滑线联合PRP治疗（引自张陈文主译《埋线提升与抗衰老操作手册》）

由于两者的作用层次并不冲突，故其他的注射疗法，如水光针等均可与锯齿线提升联合应用，以达到内部提升与表面紧致的双重效果。

> **注意**
>
> 是**联合应用**，并非同时应用，作者建议两者之间的时间间隔最好在半个月以上。
> 还要记住，等价交换原则，联合应用，作用效果更佳，副作用肿胀肯定也会更厉害。

禁忌

超声刀

超声刀可能会使皮下的线加热过度而引起烫伤，故埋线后至少半年不要进行超声刀的治疗。热玛吉等深层射频类的治疗也应该同样谨慎（图5-94a、b）。

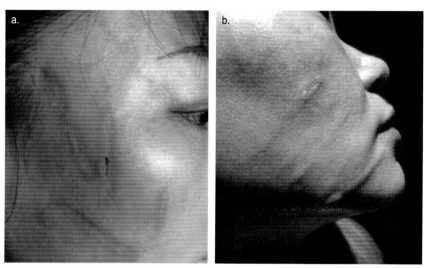

图5-94　a、b　两例埋线后进行超声刀治疗引发的烫伤（引自曹思佳著《微整形注射并发症》）

感染炎症

严重的面部痤疮（图5-95），或有其他感染性疾病的，或严重过敏体质的人都不适合进行线雕。埋线后会使局部新陈代谢旺盛，痤疮加重，出现感染扩散等不良反应。

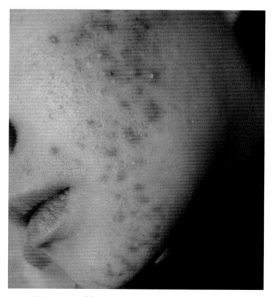

图5-95　较严重的面部痤疮不适合线雕

严重的皱纹

过于严重的松弛及皱纹不宜进行线雕（图5-96）。

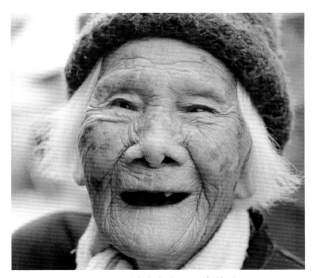

图5-96 过度衰老不适宜线雕

其他特殊情况

如严重的心脏病、糖尿病以及其他可能带来风险疾病的患者不宜进行线雕操作。

 术后护理

冰敷

常规护理，48h内冰敷，72h后可多热敷，有利于消肿。

颌面套

颌面套固定可在早期减弱重力影响，并使组织贴合更牢，达到更好的提升效果（图5-97）。

也有些观点认为，颌面套会使线扭曲，不建议使用，如快翎线厂家培训时便如此建议，因为他们所用的方法是一根长线反复穿刺折叠。

但作者认为，对于其他的多根短线的线雕术后，颌面套还是利大于弊。

补线

比较严重的下垂，在3个月左右的时候就可以补1次线，以起到效果叠加的作用，半年左右可补第2次，以后每年补1～2次进行维护，效果即可更加持久。

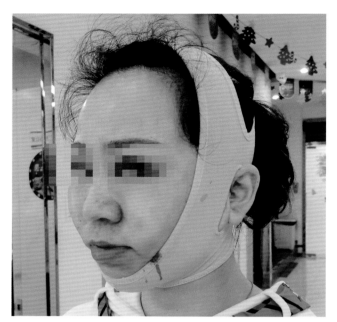

图5-97 颌面套固定

这个效果维持时间可有很大的弹性，根据患者的实际情况灵活调整，不必太拘泥。

不要抱有通过一次线雕，可保持效果永久的幻想。

也不要因线雕效果不永久，而进行恶意批判！

肉毒素，不也只能维持3~6个月吗！

早饭吃饱了，至少3天饿不死，难道就不吃午饭了吗？

如果不吃午饭，那晚饭是不是就得吃更多？

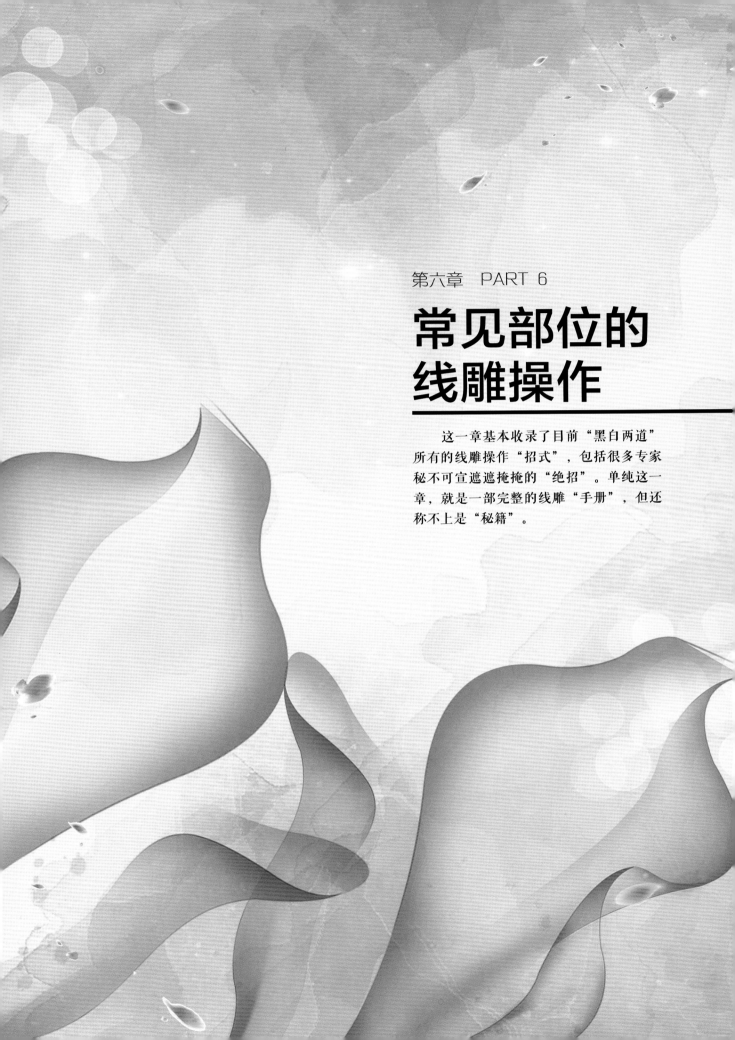

第六章　PART 6

常见部位的
线雕操作

这一章基本收录了目前"黑白两道"
所有的线雕操作"招式"，包括很多专家
秘不可宣遮遮掩掩的"绝招"。单纯这一
章，就是一部完整的线雕"手册"，但还
称不上是"秘籍"。

这是本书内容最多的一章，先用一张系统的导图，作为目录，以方便检索（图6-1）。

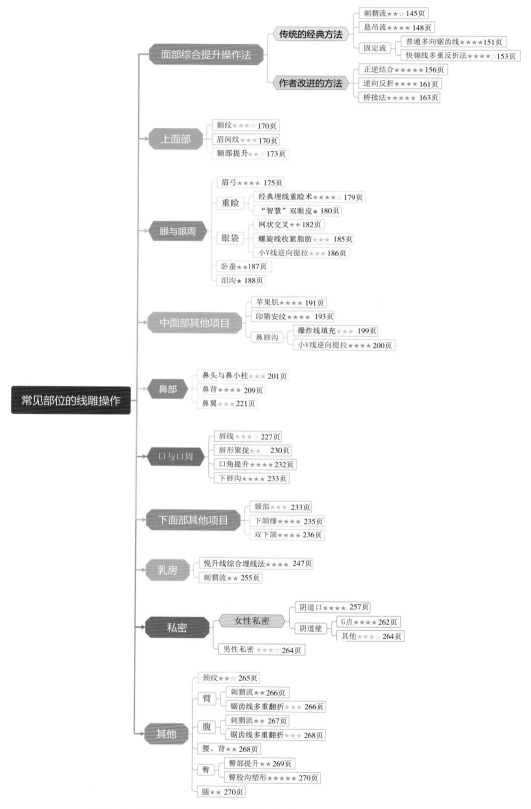

图6-1　常见部位的线雕操作分级制度思维导图（仍在不断完善）

微整形星级评分标准

作者翻阅了前几年出版的几部线雕书，这些书让人感觉线雕好像到处都能用，几乎是万能的；再看那几部介绍肉毒素的书，仿佛肉毒素又能包治百病，即使是作者早年编写的黑书《**微整形注射美容**》，也存在此类现象。

故作者在黄书《**微整形注射并发症·续集（容嬷嬷针法）**》一书的末尾，第一次附上微整形分级制度表，本书中各部位的线雕操作内容便据此分类。

所有的星级标准、所有的治疗均默认为由技术成熟的医生、使用非假药、在有适应证的患者身上，成功操作所能得到的正常效果。

还要注意，此为作者在实际临床中的亲身体验，以及观察"黑白两道"做出的各类并发症而进行的初步整理，**有着一定的主观性，还需要更多同行们提出更多宝贵意见，进一步完善**。

星级标准：★★★★★ 首选，或没其他选择，不得不使用

定义

疗效显著，副作用很小，几乎没有其他的项目可代替。

典型项目

肉毒素瘦脸，肉毒素上面部综合除皱。

分级原因

肉毒素瘦脸，基本没什么副作用，且没有其他方法能代替，安全性高，效果显著，上面部综合除皱虽然会使局部表情僵硬，不过针对于动态性皱纹，这是合理的、不可避免的副作用。

星级标准：★★★★ 比较推荐，常用项目

定义

疗效较好，可能存在一定的副作用，但并不明显且大多可让人接受，或有其他的项目可代替。

典型项目

玻尿酸隆鼻。

分级原因

虽然操作简单，效果较好，无肿胀期，形态自然，但后期**不可避免**地会因吸水性膨胀而使鼻部变宽。

> **注意**
>
> 　　玻尿酸的栓塞风险是技术操作水平的问题，故不在此处的分级制度中讨论，详情可见作者出版的图书《微整形注射并发症》和《微整形注射并发症·续集（容嬷嬷针法）》。
>
> 　　重点是应该不断地想办法去提升自己的操作水平，**而不是一味地去抱怨、抵触，甚至讥讽，或利用自己的职权去对新技术做盲目的限制，阻碍行业的良性发展！！**
>
> 　　作者在"东厂"教学中就开发了傻瓜针法，可以进一步增加初学者注射的安全性。

星级标准：★ ★ ★ 不是太推荐，必要时可做，辅助项目

定义

　　有一定的疗效，但效果较为有限，或可能存在着明显的副作用，或存在较大的风险，需要配合其他项目联合治疗才能显示最佳效果，有其他的项目可代替。

典型项目

　　肉毒素口角提升，玻尿酸填充泪沟。

分级原因

　　肉毒素口角提升，效果因人而异，少量注射，有多少效果是多少，加大剂量并不会增加效果，反而会增加副作用，导致面部表情不对称甚至面瘫。

　　玻尿酸填充泪沟，则不可避免地会造成黑眼圈加重，出现局部肿疱外观等不良反应，仅可少量注射，不能盲目为了追求效果而加量。若改用胶原蛋白，则星级标准可提升至★ ★ ★ ★。

星级标准：★ ★ 不太推荐，能不做尽量不做

定义

　　疗效较小，副作用却很明显，不太建议用作主打治疗项目，可与其他治疗项目联合使用，起一定的辅助效果。

典型项目

　　肉毒素瘦小腿，肉毒素去鼻唇沟。

分级原因

　　肉毒素瘦小腿仅可改善小腿轮廓，但并不能让腿细太多。腿部其他肌群代偿性增生，腿形未必能如理想中那样令人满意。易产生耐药性，腿部肌力减弱可能影响正常生活。肉毒素用量较大，有中毒风险（尤其是使用假药时）。

肉毒素去鼻唇沟，仅能改善微笑时提上唇鼻翼肌的隆起，对于凹陷性和严重下垂的鼻唇沟并没有多少效果，增加用量还可能出现表情僵硬不自然的副作用。不建议单独使用，却可以和线雕与玻尿酸联合使用，以减少玻尿酸的位移，增加疗效。

星级标准：★不推荐，不建议开展

定义

疗效较差，风险较大，不建议用于治疗，无效或有明显的并发症。

典型项目

奥美定注射隆乳，生长因子注射隆鼻。

分级原因

存在不可避免的严重并发症及风险，得不偿失！

 经典埋线技术

刺猬流 ★★☆

这是第一代埋线技术的典型操作，将大量平滑线真皮内穿刺植入，形成大面积的网状交叉布线（图6-2a、b），早期的肿胀刺激会让面部显得更加饱满，并撑开细纹，当2～3个月进入瘢痕挛缩期后，可达到全脸紧致的效果。

在早期没有锯齿线的情况下，这种方法曾被广泛用于临床，在短期时间，因为没有其他竞争对手，几乎有一统"江湖"之势。

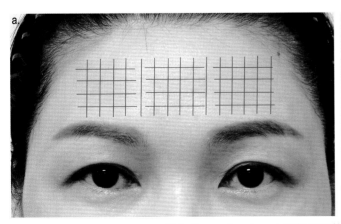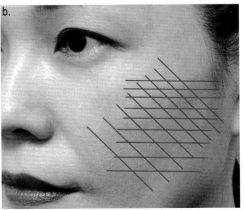

图6-2 a、b 上、中面部的网状交叉埋线布线图

有时会有几十根针同时挂在脸上，宛如刺猬形态，故作者将其称为"刺猬流"（图6-3a、b），早几年一些"黑针会"成员的朋友圈晒得比较多，专业医生中却很少有人来晒（因为线没证😒）。现在这种方法已经被时代淘汰，微信朋友圈中这些案例，基本已经绝迹。

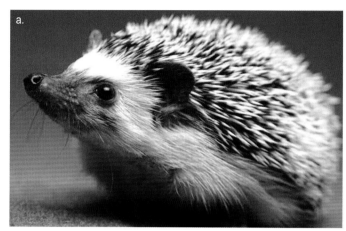
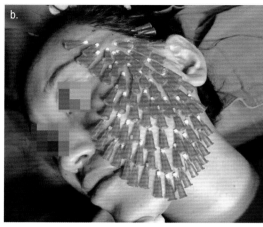

图6-3　a、b　早几年流行的"刺猬流"的埋线操作

分级原因

刺猬流埋线法整体紧致效果还不错，但提升效果却并不尽如人意，且几百根线同时植入体内，带来的早期严重水肿，会让人望而却步。即使带来了一些好处，相比所付出的代价，还是让人感觉有所不值。然除了肿胀，倒也没其他严重并发症，因此作者将其星级标准定为★★☆。

现在有了微针、水光针、小颗粒的童颜针这些真皮层治疗方法，可与平滑线植入带来类似的效果，而且风险更小，就很少有人使用这样大量的线做网状交叉植入了。

操作方法

埋线的层次较浅，位于真皮深层，故不必注射局麻药，直接用局麻药软膏在注射部位涂抹40min后即可操作。

绷紧皮肤，直接将针刺入真皮层即可（图6-4a），一般建议按部位分组，一次刺入多根后统一拔除，这样更方便计量（图6-4b）。避免在同一部位重复穿刺，操作流程也能简洁明快些。

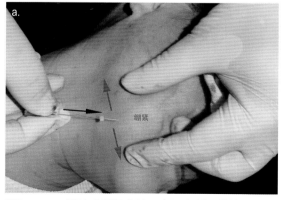
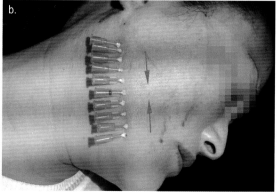

图6-4　a　辅助手绷紧皮肤，水平穿刺，进针于真皮深层；b　一根针的效果很弱，一排针才可获得一些提升紧致的效果

进针深度为真皮深层，临床操作时除了感受真皮深层独特的致密阻力感外，将针上挑，可见针的轮廓，即为合适深度（图6-5a）。若可见到针，甚至是线的颜色，则埋线层次过浅（图6-5b、c）。

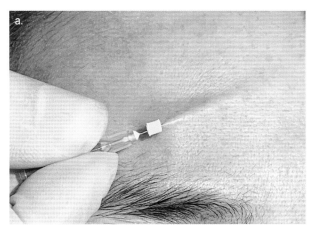
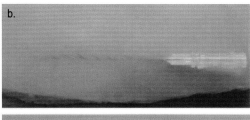
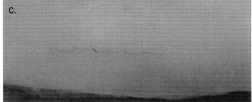

图6-5　a　合适的进针深度；b、c　埋线层次过浅

通常，全面部需要100根以上的线，才能有较明显的效果。时常会见到有数十根针同时挂在脸上，方向各异，但只要符合网状交叉真皮深层埋线，即为正确的埋线法，而无须统一套路（图6-6a～c）。

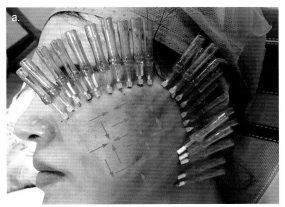
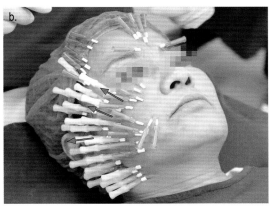

a　较粗、较长的平滑线网状交叉（现这种规格的线很少见）　　　　b　螺旋线纵向埋线

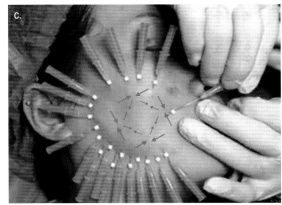

c　平滑线环形埋线

图6-6　a～c　几种刺猬流的不同布线方法，以及所带来的力学效果。虽然布线方向不同，本质原理都是一样的

悬吊流★★★★（本案例使用的是"外向型"双向双股锯齿线）

这是经典的第二代埋线技术，大概在2010年的时候，作者最早接触到单向锯齿线时，用的就是这种方法，至今仍在使用。

因为在收尾时有打结的操作，所以不必担心单向锯齿线会发生移位（图6-7a～p）。这种方法可广泛适用于其他各类锯齿线。

> **注意**
>
> 该案例为作者8年前的操作，用"外向型"双向双股锯齿小V线正向进针操作，当时只在进针孔注射了少量局麻药，并未做整个术区的麻醉。
>
> 由于那时使用的线体较短，锯齿较小，牵挂力不是太强。如果皮下注射过多的麻药，会影响提拉效果，即出现前文所述的"注水猪肉"效果。

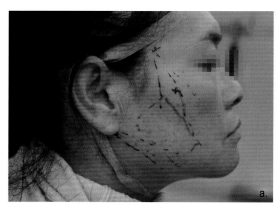

图6-7　a　术前设计

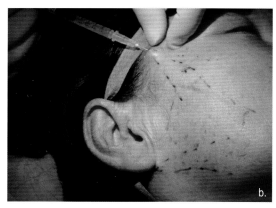

图6-7　b　在切口注射麻药

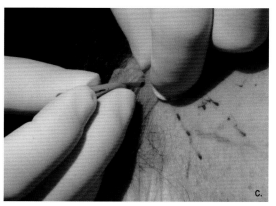

图6-7　c　用尖刀片开口

固定流 ★ ★ ★ ★

普通多向锯齿大V线

固定流是另一种经典的第二代埋线技术，属于两大流派之一。

在发现单向锯齿线的一些不足后，一些韩国的厂家开始生产钩挂能力更强的多向锯齿线，并推广到中国大陆的市场上。在没获得国内批文的情况下，大量的多向锯齿线先在"黑针会"广泛使用，而正规医生接触到这种线，则已是多年之后的事了。

固定流的进针手法与上述的悬吊流并没有太大的区别，只是由于各个方向的锯齿倒钩，本身已经有了较强的组织固定作用，因此收尾时可以不用打结，按压皮肤使组织与锯齿卡紧后，直接剪去线尾即可，操作更加简单（图6-8a～j，图6-9）。

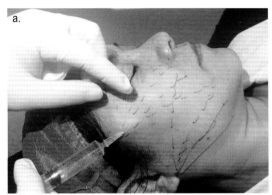

图6-8　a　术前设计及局部浸润麻醉

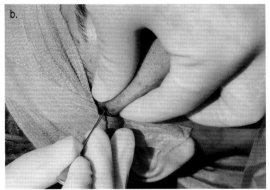

图6-8　b　粗针（18G）开孔

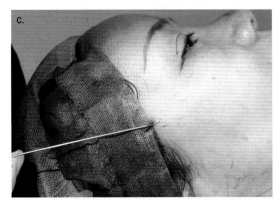

图6-8　c　多向锯齿大V线正向进针

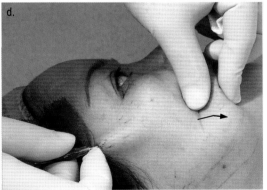

图6-8　d　进针快到终点时，可将针头向深层穿刺，将线导入更深层（可达肌肉中），既可加强固定效果，又可避免线头顶压皮肤

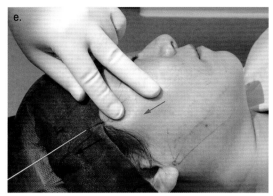

图6-8　e　出针时辅助手上推皮肤，边推边压，让皮肤及时卡住逐渐暴露出来的锯齿

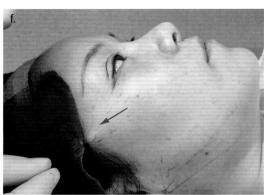

图6-8　f　拉紧线尾，得到更强的提拉力量

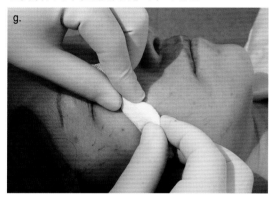

图6-8　g　用纱布卷碾压或按压，使锯齿卡扣更牢固，注意不要直接擦压皮肤，避免磨损皮肤表面

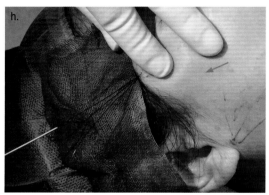

图6-8　h　采用同样的方法多进几根线

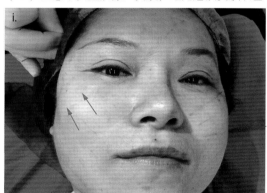

图6-8　i　术中观察单侧的效果对比

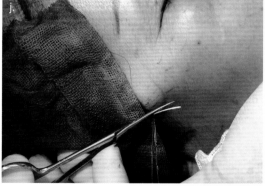

图6-8　j　效果满意后将线尾贴根剪去，再按平皮肤使其自动缩回（如果打结的话，即为悬吊流的经典操作方法）

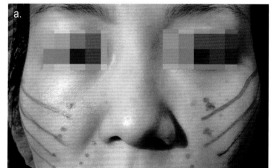

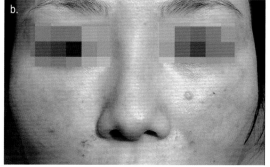

图6-9　a、b　另一个典型固定流案例的埋线前后即刻对比（鼻基底还联合了玻尿酸的注射）

快翎线多重反折法

这是作者从快翎线厂家的培训课程中学得的技术，使用导引针多次穿刺，将单根长40~50cm，甚至更长的线（图6-10a）反复反折穿行于皮下，形成多重反向的牵挂，得到强大的固定作用（图6-10b）。

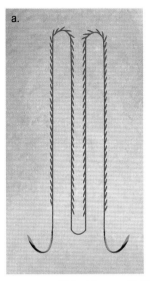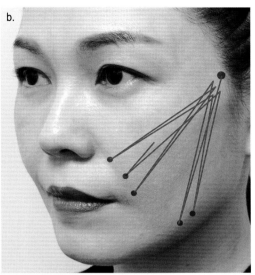

图6-10　a　快翎线示意图；b　多重反折后的线形走向

临床真人操作流程如下（图6-11a~r）：

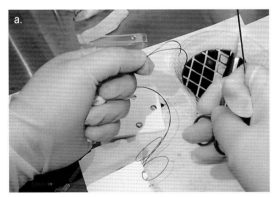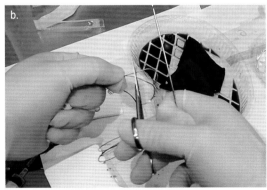

a、b　剪去针头

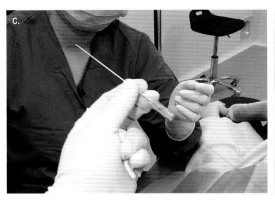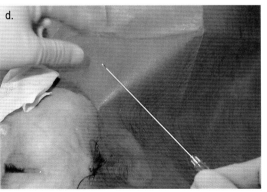

c、d　将线穿入导引针（此处使用的是18G×100mm可矫错双向锯齿线的原配针头）

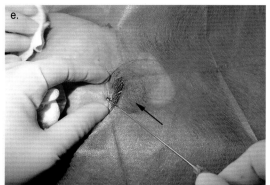

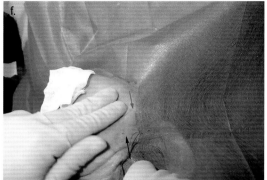

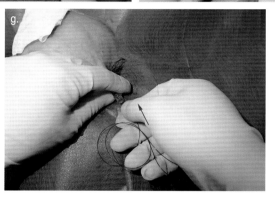

e～g　按可矫错多向锯齿线正向埋线法进针、进线

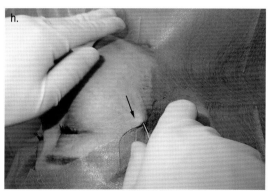

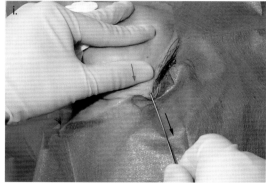

h、i　辅助手向上方边推压皮肤，边缓缓退针

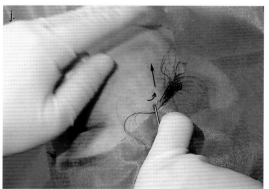

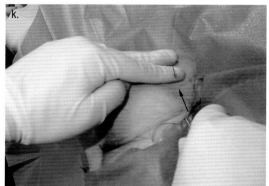

j、k　待针头即将从进针孔抽出时，稍偏转针头，向第2个定位点穿行

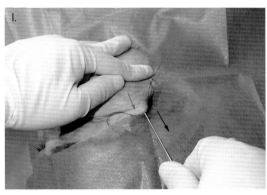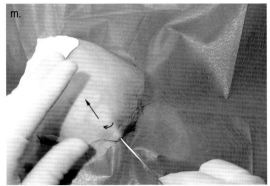

l、m　再次后退至针头即将从进针孔抽出时，稍偏转针头，向第3个定位点穿行

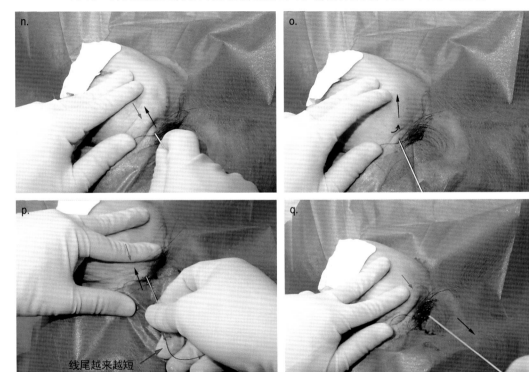

线尾越来越短

n～q　如此反复操作，经多次穿刺及后退，直至线全部埋入皮下

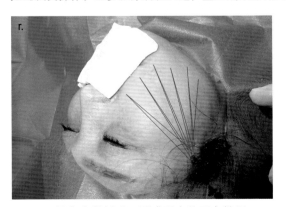

r　经多次翻折后，形成强大的固定效果

图6-11　a～r　快翎线的多重翻折法

这是较为先进的一种埋线法，作者将其归类到了第三代技术，埋线效率相比普通的短线要高得多！

除了锯齿倒钩外，线体的翻折处也能对组织起到很强的提拉效果，而且没有任何的剪线操作对材料造成的浪费，线体的利用率为100%。因此使用1根长线，就能够达到普通短线十几根的提拉固定效果。

这种技术为很多"专家"的不传之秘，并对其进行诸多花哨的名词包装后故作高深，即成为压箱底的绝招，以此横行于"江湖"。

实际上明白了本质原理，再有普通的大V线操作的手感经验，一见到这种方法，即可过目不忘，信手拈来了，并无神秘之处。

东厂 正逆结合中、下面部综合埋线（含苹果肌塑形，口角提升等 ★★★★★）

这是**目前作者用得最多的一种方法**，是综合了传统第二代固定流的埋线技术，以及第三代悦升线和快翎线的部分精髓而自创的一种操作简单、容易入门的集大成的埋线技术。

基本原理就是用大线（普通大V线、悦升线、快翎线均可）做整体面部的紧致提升，再用小V线做V形或W形的局部反折加强提升，哪垂提哪，哪需要提升就加强补哪。

经多重反折后，锯齿方向已经并不是那么重要了，因此强生的单向锯齿线也可使用这种方法操作。

操作过程

术前设计

蓝色线条为正向进针设计线，于颧弓上方在发际线前缘较隐蔽的地方进针，颧部的蓝色线条为苹果肌桥接法的设计线。红色线条是小V线逆向进针点的设计，从垂得最厉害的地方，逆向进针（图6-12a、b）。

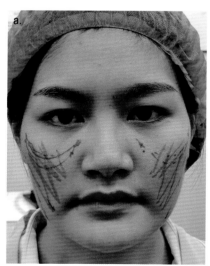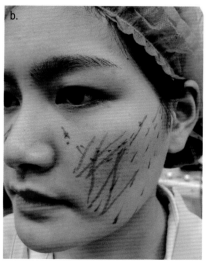

图6-12　a、b　术前设计

注意

（1）这些术前设计只是相对的定位，提示进线方向，以及初步计划的埋线数量，而并非代表最终所有的进线点位，实际操作中会根据患者的不同情况，再酌情增加些线。

（2）每个人的下垂位置和下垂程度都是不一样的，在明白原理的基础上，设计因人而异，切勿生搬硬套！

麻醉

先进行眶下阻滞，然后在每个进针孔都用30G锐针打个小皮丘，在拟进线区域的皮下，均匀地用钝针线形、扇形注射"蓝色妖姬"（图6-13a～c），通常情况下，单侧面部的注射量为5～10mL。然后休息15～20min，待麻药渗透起效后，即可操作。

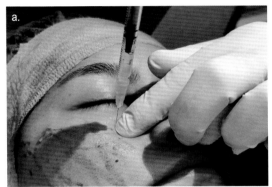 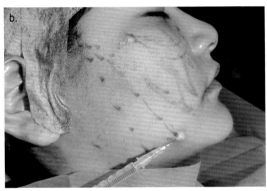

a 眶下阻滞；b 在开口注射出个小皮丘

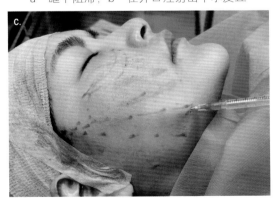

c "蓝色妖姬"中、下面部浸润肿胀麻醉

图6-13 a～c 术前麻醉操作

空针穿刺剥离

使用钝针自发际线前，反复穿刺剥离（图6-14a～d），增加皮下的损伤，可加强埋线提升后粘连的效果。

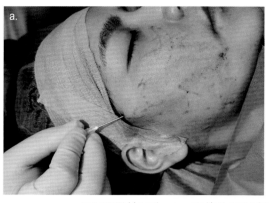
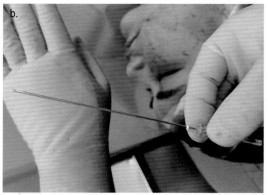

a 用18G锐针开孔；b 直接使用现成的18G大V可矫错线的钝针进行剥离松解

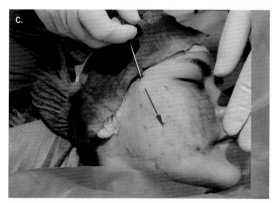
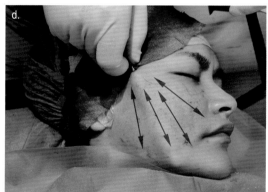

c、d 反复穿刺，大面积进行皮下剥离

图6-14 a~d 空针穿刺剥离

正向埋线操作（多向锯齿18G大V可矫错线）

具体操作如下（图6-15a～o）：

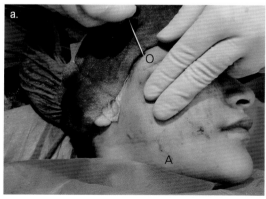
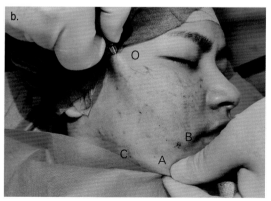

图6-15 a 自O点进针，向A点穿行　　图6-15 b 皮下穿行至A点下方，将针尖稍向深层穿刺，这样可使线头埋藏得更深一些

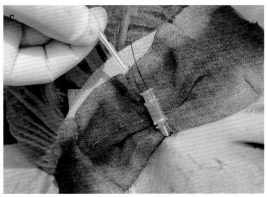

图6-15　c　然后拔去针尾的固定塞

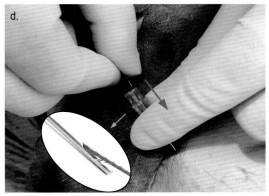

图6-15　d　前推线尾，使线头伸出针头后锯齿暴露在外，钩挂住组织

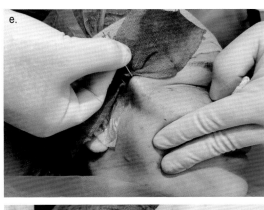

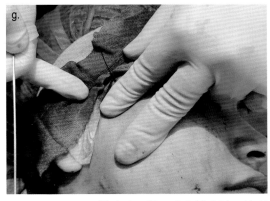

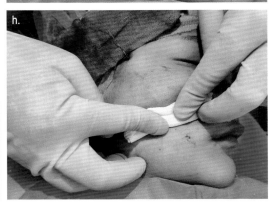

图6-15　e~g　辅助手压紧，边上推皮肤，边出针，边推边压，让皮肤卡住逐渐暴露出来的锯齿直至针全部拔出，多余的线尾露在外面

图6-15　h　用纱布卷磙压或按压，使锯齿卡扣更牢固，注意不要直接擦压皮肤，避免磨损皮肤表面

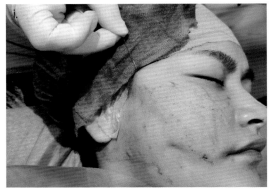

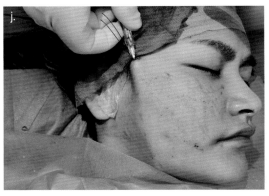

图6-15　i　拉紧线尾，检查钩挂情况，先不必急于剪掉线尾，可稍后一并处理

图6-15　j　用同样的方法再穿行B点与C点

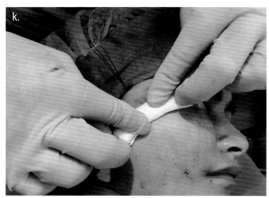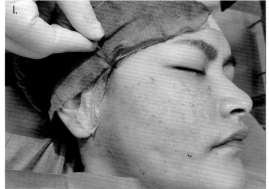

图6-15　k、l　同样的方法压紧，若觉得效果不理想，或患者松弛较为严重，可酌情再增加几根线，埋植方法完全相同

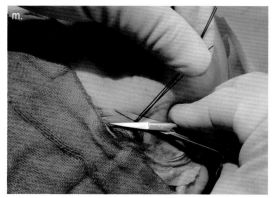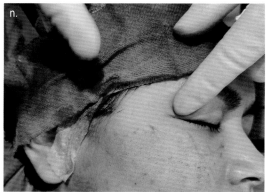

图6-15　m　直接贴根剪去多余线尾　　　图6-15　n　轻拉皮肤，将线尾收入皮下

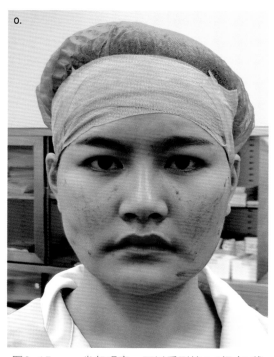

图6-15　o　坐起观察，可以看到植入3根大V线
的即刻对比效果（左脸为未操作的对照）

注意

（1）这是最简单、最方便的处理线尾的方法，作者现在用得最多，也可用前文所述的其他方法处理线尾，如果打结处理线尾，即是上文所写的悬吊流的"招式"。

（2）这个案例使用的是可矫错线，读者可与上文的普通锯齿线操作做对比参考，除了将线头推出的动作外，其他步骤并无本质区别，但对于初学者来讲，这种线更容易把握好正确的层次，故作者更加推荐使用。

逆向埋线操作（单股小V线V形反折）

具体操作如下（图6-16a～n）：

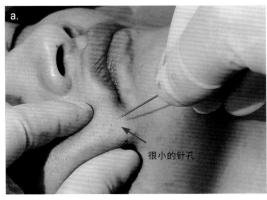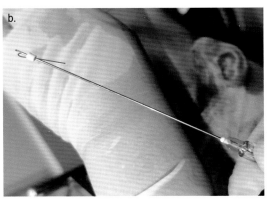

图6-16 a 用5mL注射器原配针头（23G～25G）打孔，不必担心针孔的瘢痕问题

图6-16 b 本次操作使用的是21G×90mm多向锯齿小V线（使用"内向型"双向锯齿效果更佳）

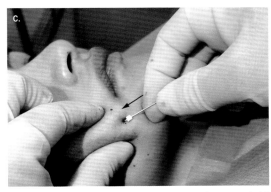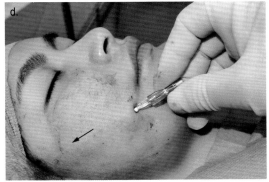

图6-16 c、d 进针到底，由于这种线是不可矫错的，只有一次机会，可配合提捏动作以方便找准层次

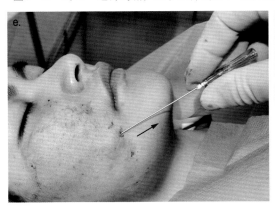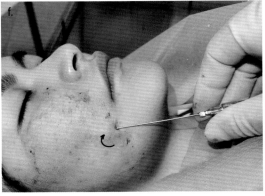

图6-16 e、f 然后将针抽出，至针尖即将从进针孔抽出时，进行偏转（约15°，这角度可灵活掌控，但不要太大）

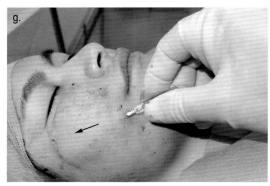
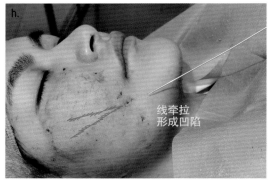

图6-16　g　再次向前穿行，将剩余的线以反折的形式穿过；h　出针后即形成V形牵挂

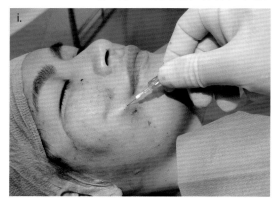
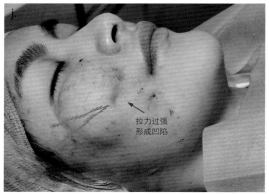

图6-16　i　用同样方法在下一个提升点操作1针

图6-16　j　V形反折线产生的牵拉力量，远胜于由单纯锯齿线所产生的拉力，故小V线就可达到比大V线还要强的效果，有时可能因为拉力过大而形成局部凹陷

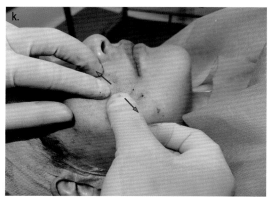
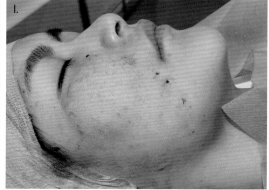

图6-16　k、l　用力按压拉开皮肤使其脱钩，即可恢复平整外观，操作时可明显感受到从皮下传来的脱钩感

注意

（1）轻度的凹陷是线提拉力量的表现，是正常现象！

（2）PDO线吸收较快，术后即刻及早期的轻度凹陷，大多不必在意！

（3）如将线拉得太松，虽然平整度较高，但牵拉力较小，术后远期效果较差。

（4）如何把控即刻的凹陷和长期效果的平衡，除与操作者的经验有关外，还和患者个人的要求有关。

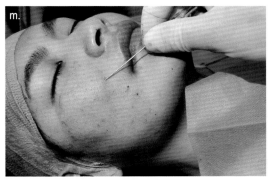

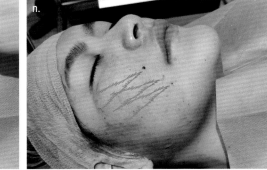

图6-16　m　继续补线，在该点位进针可提升苹果肌，拉浅鼻唇沟

图6-16　n　植入多根线后，形成的叠加效果

苹果肌塑形（"内向型"双向锯齿线桥接法）

具体操作如下（图6-17a~n）：

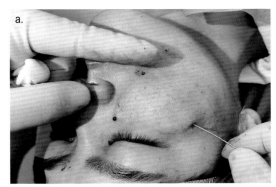

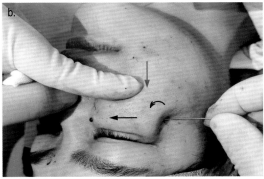

图6-17　a　打孔

图6-17　b　导引针穿刺，辅助手配合将苹果肌区域皮肤向上推，使弧线变成直线

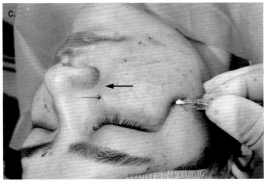

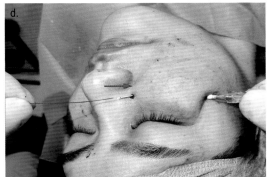

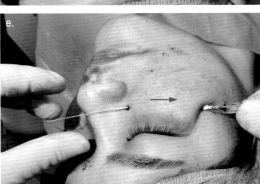

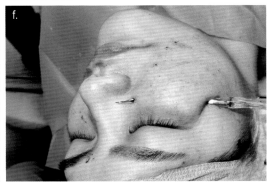

图6-17　c　皮下穿行至对面设计孔穿出（两边浅，中间深，桥接法穿刺）；d~f　穿入双向锯齿线（23G小V线），没齿的光滑部分位于中间段

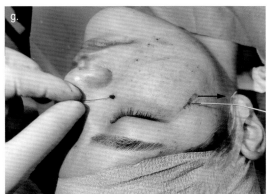

图6-17　g　拔出导引针

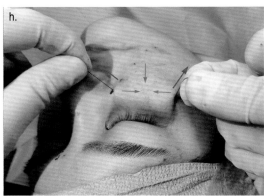

图6-17　h　同时拉紧线头与线尾，使组织往中间聚拢并卡紧

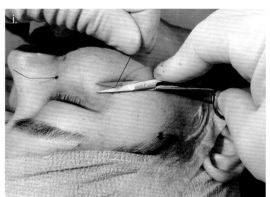

图6-17　i、j　贴根剪掉线头与线尾

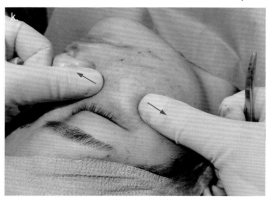

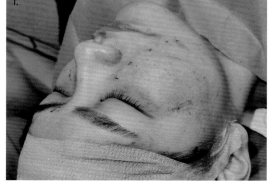

图6-17　k　按压绷紧皮肤，使线头与线尾收入皮下；l　第1根线植入完成，可见苹果肌收拢隆起

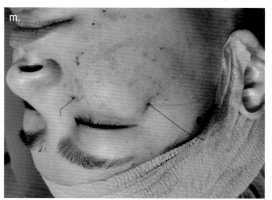

图6-17　m　用同样的方法在相同的两个针孔进出，穿行位置稍偏下，植入第2根线

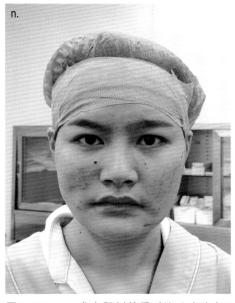

图6-17　n　术中即刻前后对比（右脸大V
线正向植入＋中面部小V线逆向植入＋苹果
肌桥接塑形后，左脸为未操作的对照）

调整加线

用同样的方法，根据患者的松垂程度及需求，植入更多的线。

按原设计埋线完成后，可让患者坐起观察（图6-18a），根据两边的不对称性，进行调整设计（图6-18b），然后对下垂严重的部位酌情补线（图6-18c），至效果满意为止。

补线常用加大密度和阶梯式的补线方法（图6-18d~i），与前面的操作完全一致，埋线的位置及数量则根据实际情况，因人而异。

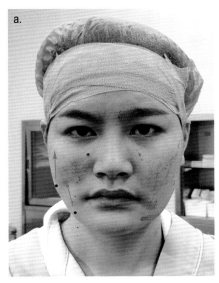
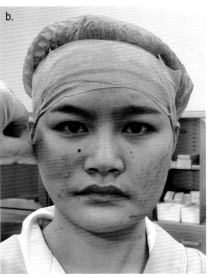
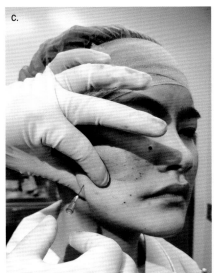

图6-18　a　术中坐起观察，寻找需要
进一步提升的下垂点位（●），设计提
升方向（→）

图6-18　b　模拟提升效果

图6-18　c　垂直体位下，待补线加强
的进针口穿刺

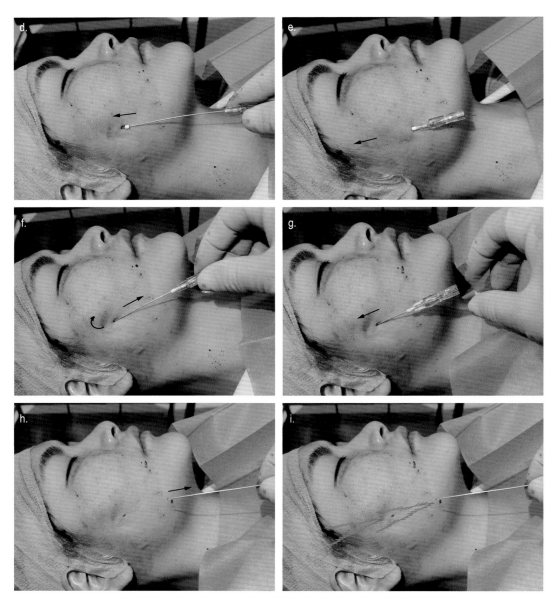

图6-18　d～h　用同样的方法进行V形进针补线；i　形成阶梯样加强悬吊

重点加强（口角提升，口角赘肉提升，下唇沟改善）

具体操作如下（图6-19a～g）：

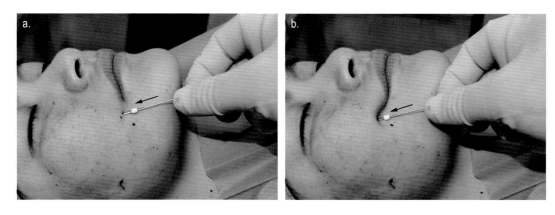

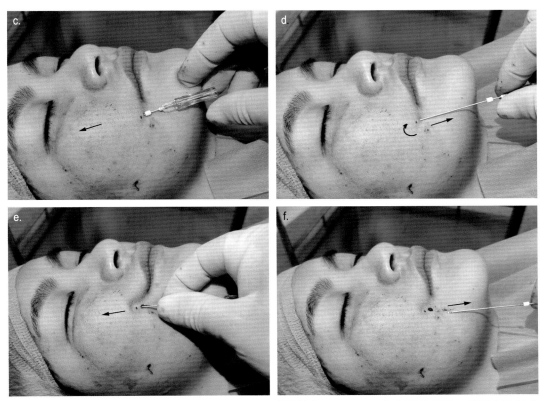

图6-19 a~f 用同样的方法，在口角外上方V形进针补线，可达到口角提升的效果。稍调整进针的位置及数量，可同时提拉改善口角赘肉和下唇沟

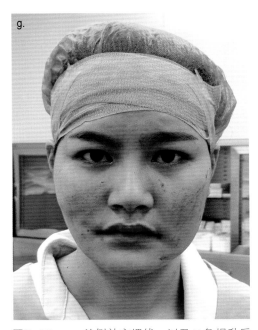

图6-19 g 单侧补充埋线，以及口角提升后的对比进针补线，除可达到口角提升的效果外，通过调整进针的位置及数量，还可同时提拉改善口角赘肉和下唇沟

前后对比

术前与术后对比（图6-20a～g）：

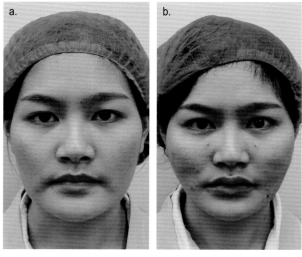

图6-20　a、b　全套下来的术前与术后即刻对比

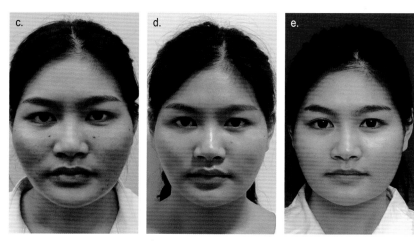

图6-20　c　术后1天；d　术后1周；e　术后1个月

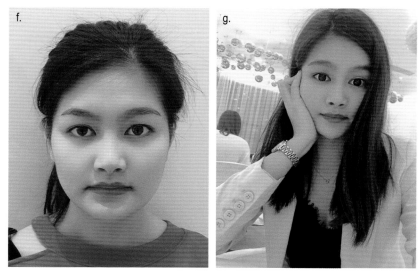

图6-20　f、g　术后半年

另一个咨询师的前后对比（图6-21a～c）：

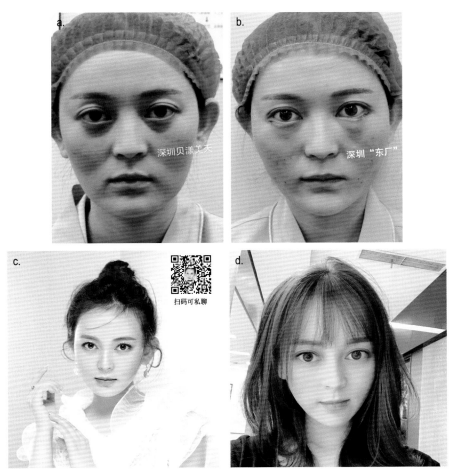

图6-21　a　术前；b　术后即刻；c、d　术后半年

总　结

　　以综合性正逆线结合苹果肌桥接的方法是目前作者在临床中用得最多的方法，已经包括了**中下面部悬吊、苹果肌塑形、鼻唇沟矫正、下唇沟矫正、口角提升**等多个部位的操作，第五章中所讲的大部分手法都可在这一案例中得到体现。

　　作者本着去繁为简，精减保留了线雕技术中最有用的"招式"，学习简单、操作方便、容易上手、治疗效果好的方法，最常使用的线也仅剩得两款，即18G×100mm大V多向锯齿线和21G×60mm或21G×90mm的"内向型"小V双向锯齿线（若没有双向锯齿线，多向锯齿线也可代替）。

上面部

额纹及眉间纹的填充（额纹★★★☆，联合肉毒素★★★★☆；眉间纹★★★）

概述

　　使用平滑线自带的锐针在皱纹下的真皮内穿刺剥离，留存在真皮内的平滑线在术后即刻即可直接起到填充效果，后期为平滑线所刺激的瘢痕增生起到填充效果，对较深的额纹、眉间纹等静态性皱纹可起到一定的改善效果（图6-22）。

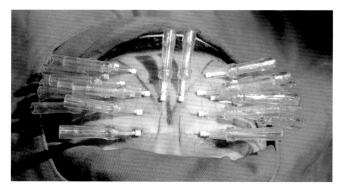

图6-22　平滑线额纹及眉间纹的操作

操作方法

　　直接在皱纹所在处的真皮深层进行穿刺，至全部针体进入真皮后，拔针即可（图6-23a～c）。

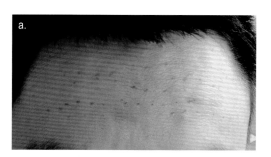

a　术前设计，顺着额纹做点状标记

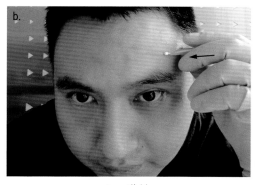

b　进针

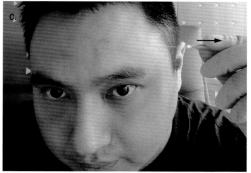

c　出针

图6-23　a～c　额纹的平滑线填充操作（作者以身作则，发扬"东厂自宫"精神）

注意事项

（1）皱纹长度各不相同，若皱纹比线长，可两根线接力植入；若皱纹比线短，则有必要对线进行剪短处理，即将多余的冒出皮肤的线尾贴根剪去后，再展平皮肤，使线尾收入真皮内即可。

（2）穿刺过浅可能会看到线的颜色（参考前文，图6-5b、c），引起表面凸起，严重可能会导致表皮的破溃。故进针深度应为真皮深层，进针时阻力感较强，上挑针，可见到针的轮廓而看不到针的颜色（参考前文，图6-5a），即为层次正确。若看到了针的颜色，则进针过浅，应立即将针拔出，并拔出平滑线，换针重新埋线。

（3）辅助手绷平皮肤可使进针更加便利（图6-24a），由于额纹并非是笔直的一条线，需辅助手不断地推移皮肤进行调整，使得皱纹平直，即可直刺进针（图6-24b、c）。

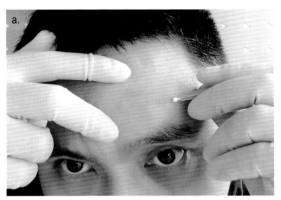

图6-24 a 辅助手绷平皮肤，更方便进针

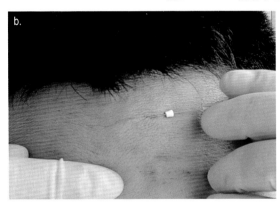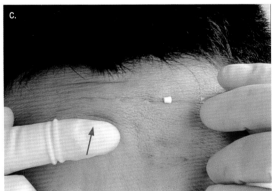

图6-24 b、c 遇到弯曲的额纹，可用辅助手配合推平后再穿刺

（4）七分饱原则，不要指望埋线可将皱纹正好填平，能改善即可，植入过多的线可能导致后期的增生凸起。不要埋线过多，单条皱纹一般1根线即可，最多不要超过3根，否则容易引起凸起或感染。

（5）术后早期（0.5h至3天不等）会因为血肿或水肿（图6-24d）而导致局部过度的凸起，而非线体自身体积的填充所致，在48h内稍冰敷即可。

（6）为避免瘢痕增生过度而凸起，建议使用PDO线少量多次埋线，不太建议使用慢吸收的PLLA线。

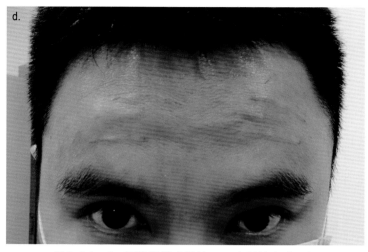

图6-24　d　额纹埋线术后约1h，出现的水肿凸起

触类旁通

　　眉间纹的埋线填充与额纹的操作基本类似，同为真皮深层剥离穿刺后将线植入。

　　该部位有滑车上动脉经过，玻尿酸注射有一定的栓塞风险。而埋线填充，即使刺破了滑车上动脉，也仅仅是少量出血，因此风险大大低于玻尿酸填充，对于较轻的静态眉间纹，填充效果较好。

　　但是要注意，在皱眉的动态表情过程中，可能会使植入眉间纹处两端的线头因不可避免地反复活动而刺激真皮层，即两个游离的线头会类似两根针头那样，不断地在真皮层反复穿刺，形成内部的持续损伤，严重的可能会引起感染而破溃（图6-25a、b），而额部的动作与游离的线头方向正好垂直，故无此隐患，因此将眉间纹的星级评分标准定为★★★。

　　所以，在操作时更要注意，切勿植入过多，宁少勿多，安全第一！要注意无菌操作，避免感染，联合肉毒素注射，效果更佳。

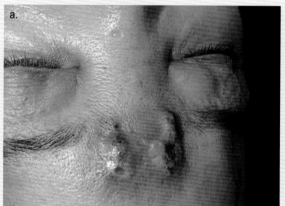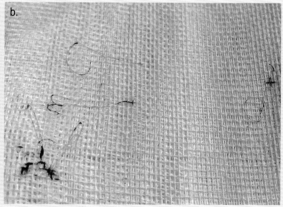

图6-25　a　眉间纹埋线1个月后感染；b　取出的线，已呈无色透明状

额部提升（★★☆，联合肉毒素★★★，联合手术剥离及小拉皮★★★★）

概述

额部提升有两种方法，一种方法即额部大范围、大密度地植入平滑线，达到紧致效果，即上文所说的"刺猬流"。

另一种方法是"内向型"双向锯齿线，在导引针的配合下操作。其本质是逆向的U形或V形埋线法，埋线层次在皮下较深层，紧贴肌肉层，并在发际线边缘或索性在发际线内开一小切口收线尾打结牢固，为"悬吊流"的操作。

可根据患者的实际情况，做2～6组埋线（图6-26a～c）。

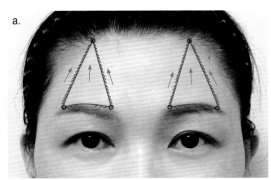

a　2组线悬吊

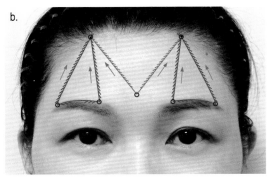

b　3组线悬吊

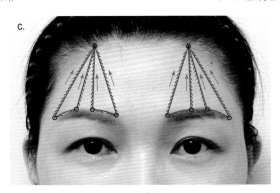

c　4组线悬吊

图6-26　a～c　额部提升常用的布线法

线材选择

首选"内向型"双向锯齿线，自带双锐针头的更佳，因为使用双针线直接穿刺则会更为便利。多向锯齿线也可使用。

操作方法

通过导引针穿刺，使用导引针V形或U形进线法，将双向锯齿线悬吊打结固定（图6-27）。

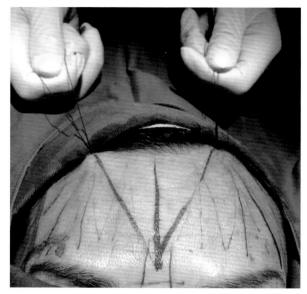

图6-27　多根双向锯齿线V形悬吊，拉紧后打结固定

注意事项

（1）单纯额部的线雕提拉效果并不尽如人意，虽然有时术后的即刻效果很是让人满意。由于额部肌肉、皮下组织以及皮肤均很薄（图6-28a），并不像中下面部那般，有饱满的、富有弹性的组织适合牵拉（图6-28b），也不适合使用太粗大的线进行皮下植入，否则表面可能看到线的轮廓，加上额部表情丰富、重力下拉等其他作用的影响，额部提升的效果维持时间并不久，提升效果远不及中、下面部来得明显。

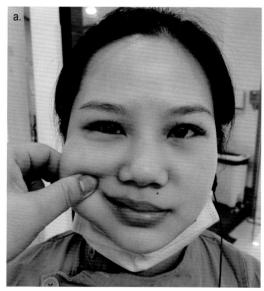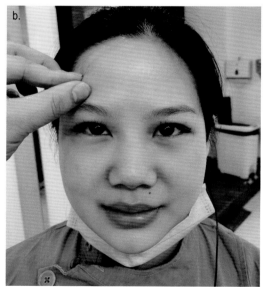

图6-28　a、b　中、下面部组织厚、弹性强、位移度大，故埋线提升效果远好于额部

（2）提前使用肉毒素松解额肌，减弱额肌的牵拉作用，可稍提升埋线的效果。

（3）想达到最佳效果，则需要手术开口，在额肌下进行剥离，切除部分肌肉和皮肤，即进行一个小拉皮的手术，效果才明显。此时再配合锯齿线的固定效果，可使小拉皮的术后疗效更进一步。即**埋线提升仅起到辅助固定的效果，手术小拉皮才是主力治疗方案。**

丰眉弓（★★★★，联合玻尿酸注射★★★★★）

　　亚洲女性的眉弓一般比较低平，相比欧洲人缺乏立体感（图6-29），故有需求将眉弓改造得更加丰满些。

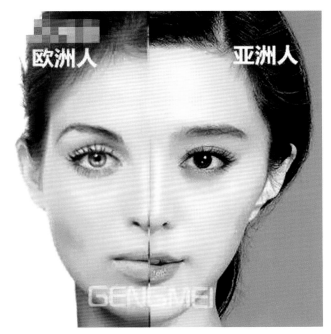

图6-29　欧洲人与亚洲人眉弓的区别（图片源自更美APP）

　　传统丰眉弓最常用、最简单的方法是玻尿酸注射。单独使用玻尿酸治疗，后期容易因玻尿酸的吸水性膨胀而变宽，而其他永久性的注射填充材料，安全性普遍欠佳。

　　假体植入则创伤偏大，外观常比较生硬，并不自然，故效果不尽如人意。作者自创的双平面提眉术对眉弓的凸起有很好的改善效果，外观也比较自然，但在适应证的选择上有一定的局限性。

　　由于眉下有一层极厚的脂肪垫，故将线植入这个区域，安全性较强，无明显风险与副作用，效果比较明显。且操作简单，可单独使用，若联合玻尿酸注射一起进行，类似钢筋混凝土的原理，效果更强。在作者目前所知的各类方法中，线雕联合玻尿酸是丰眉弓最好的方法，操作方便，效果可靠，风险小，故给予★★★★★，单独使用线雕，也可达★★★★效果。

　　首选"外向型"双向双股锯齿线（即隆鼻线，图6-30），多向锯齿线或网管线也可使用。

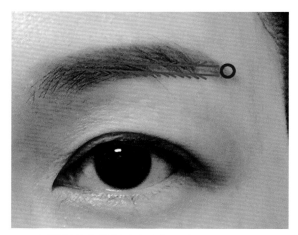

图6-30　眉弓埋线布线图（为避免视觉混乱，只画了一根线）

操作方法

可直接使用双向锯齿的隆鼻线，直接从眉尾开小孔后穿入眉下脂肪垫中，然后将针拔出，线即留于体内，与平滑线的操作基本相同，只是层次更深一些（图6-31a～e）。

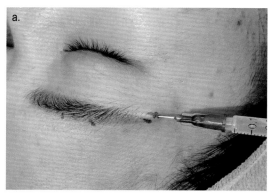

图6-31　a　用钝针注射少量局麻药，同时"水剥离"打开埋线隧道

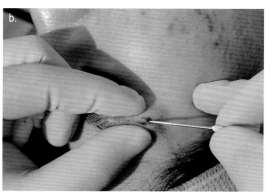

图6-31　b　用粗锐针开孔

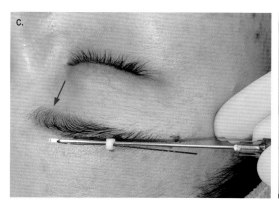

图6-31　c　评估进针位置

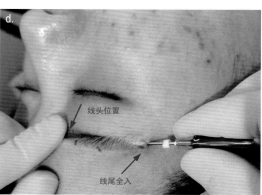

图6-31　d　进针至指定位置

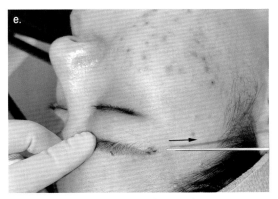

图6-31　e　出针留线

用同样的方法再操作第2根线、第3根线，至效果满意为止，根据患者的基础条件和要求的不同，一般单侧可使用3~8根线（图6-31f~j）。

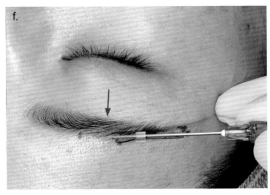

图6-31　f　评估短线的进针位置，加强眉尾隆起

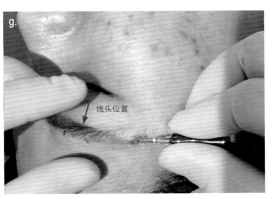

图6-31　g　进针到合适位置

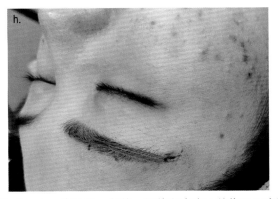

图6-31　h　出针后，长线、短线留在皮下的位置示意图

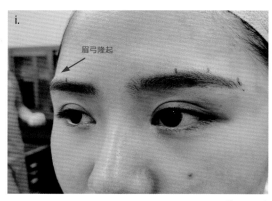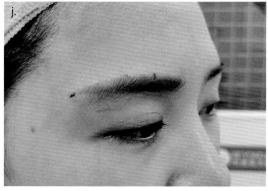

图6-31 i、j 埋线后的右侧与未操作的左侧术中对比

效果满意后，缝合进针孔（图6-31k），如果注射少量玻尿酸，眉弓的塑形效果更佳。

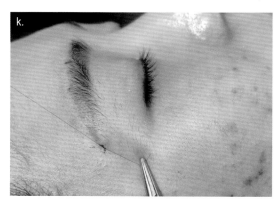

图6-31 k 缝合进针孔

注意事项

（1）线尾要全部没入皮下，进针前评估时，若觉得线过长，可以提前修剪。

（2）由于求美者通常要求眉尾处更加凸起，故可将线适当剪短，或直接使用鼻小柱的隆鼻线，对眉尾区域加强补充。

（3）有一些医生喜欢使用网管线或爆炸线对眉弓进行填充，也有一定的效果。但从体积上来讲，这些线的填充效果，均不及双向锯齿线。

（4）眉弓特别低平的患者，在同一部位使用过多的线会增加感染风险，可配合少量玻尿酸注射，效果更佳。

眼周

重睑成形

经典埋线重睑术（★★★★☆）

在眼整形领域广泛开展的埋线重睑术，其实也可视为一种平滑线的线雕操作技术（图6-32，图6-33a~d）。

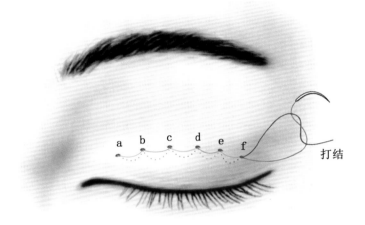

图6-32 经典的埋线重睑术

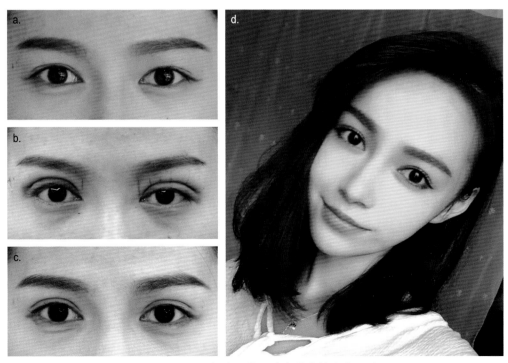

图6-33 a~d 经典埋线重睑术的术前和术后对比

具体内容可详见作者所著的《眼整形秘籍（下册）》（图6-34a、b），此处不再赘述。

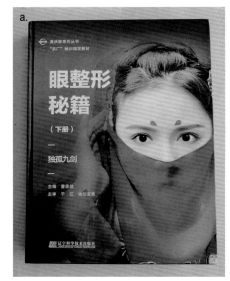 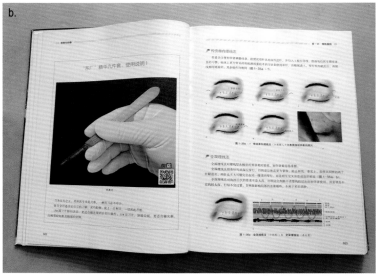

图6-34　a、b　《眼整形秘籍》中有详细的埋线法重睑手术操作讲解

"智慧"双眼皮（★）

这是2017年曾经风风火火过的一个术式！

不知是由何人灵感爆发，突发奇想，企图利用锯齿线上的倒钩，来达到牵挂睑板、粘连真皮的效果，从而形成重睑褶皱。

操作极其简单，只需将一段小V锯齿线植入即可（图6-35），而不必像经典的埋线重睑那般深浅来回穿刺，可谓"傻瓜式"的操作。

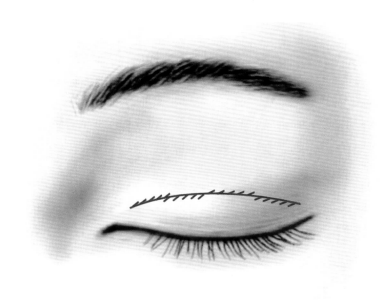

图6-35　"智慧"双眼皮

这个想法固然是很好的，可惜现实却并非想象中那样理想。

由于植入的锯齿线线体过硬，会使受术者感觉极其不适，而且由于每天上万次的眨眼动作，会使线体上的倒钩反复活动，并损伤组织，极易形成炎症感染，因此受术者十有八九都是悲剧，最后的结果基本都是取线修复（图6-36a～c）。

这个创意十足的项目在"黑针会"风风火火大半年，收了巨额"智商税"后，便消失在了茫茫的"黑道"中。

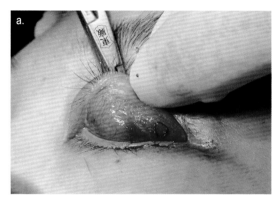
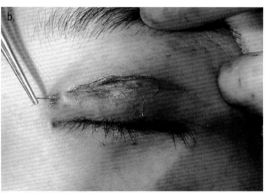
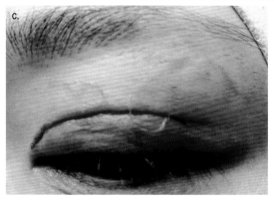

图6-36　a～c　"智慧"双眼皮修复术中取出的锯齿线

那有没有可能解决这个线体及锯齿过硬的问题，再发明一个新的双眼皮手术呢？

不可能！因为太软的线无法形成锯齿！

所以，还是老老实实使用经典的、经历数十年的实战检验的埋线双眼皮，最为实在。无论将它包装成"韩式纳米无痕"，还是"妈妈给的双眼皮"，再或者来个更猛的，索性叫"韩式精雕纳米无痕干细胞肽黄金微创有机6D4S妈妈给的绿色智慧双眼皮"😄，用来收"智商税"，那都是极好的！

埋线祛眼袋（传统方法螺旋线与平滑线★★，大螺旋线收紧脂肪★★★，小V线逆向提拉★★★）

概述

传统的平滑线网状交叉法埋线祛眼袋是作者亲身体验过的项目，并有了较为惨痛的教训，故并不太推荐。

埋线对眼袋的改善效果其实极其有限，仅能使下睑松弛的皮肤收紧，改善一些细纹，而解决不了眼袋脂肪膨出的问题。

由于下睑皮肤是人体所有皮肤中最薄的，所以一旦线体刺激增生，特别容易引起局部的凹凸不平，通常副作用大于正面效果。

PDO平滑线眼周扇形埋线虽然有一定的紧致效果，但单侧眼睛至少要埋线30根以上才能看到一些细微的变化，性价比很低，不如直接做小切口剥离的手术来得实在。若有脂肪膨出，可再加一个经下睑结膜的内路脂肪转移术，两者结合，效果最佳（图6-37a、b），且没有外翻的风险。作者本人也接受了这一手术，具体手术方法可详见作者所著的《眼整形秘籍（下册）》（图6-38a、b）。

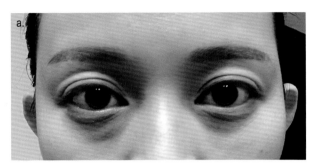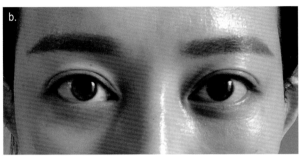

图6-37　内路脂肪转移+眼尾小切口皮下松解剥离术前后对比：a　术前；b　术后半年

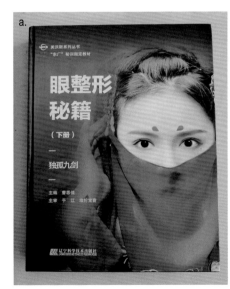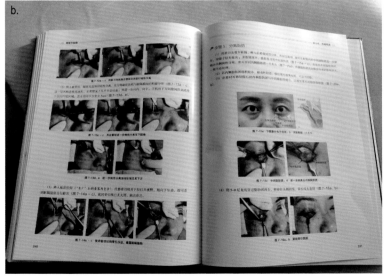

图6-38　a、b　《眼整形秘籍（下册）》中有详细的内路眼袋手术操作的讲解

所以作者对眼袋的线雕并不"感冒"，平时仍以手术为主。

方法1（传统螺旋线与平滑线网状交叉★★）

术前设计

可使用平滑线与平滑线，或螺旋线与平滑线交叉布线（图6-39a～d），无论选择哪种方法，其本质上都是网状交叉，达到整体紧致、减少细纹的效果。

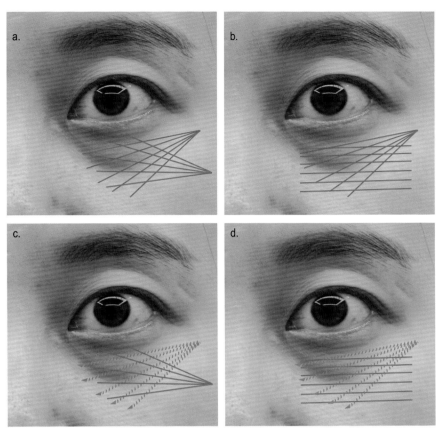

图6-39　a~d　眼袋埋线常用的几种布线模式（虚线代表螺旋线）

操作过程

即经典的平滑线操作法，将针全部刺进去后（图6-40a~c），拔出来，就完成1根线的植入，然后用同样的方法操作第2根线（图6-40d），如此反复，单侧一般需要植入20~30根线。

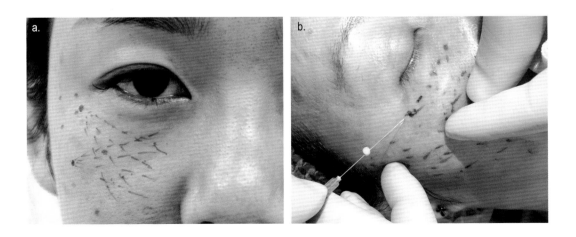

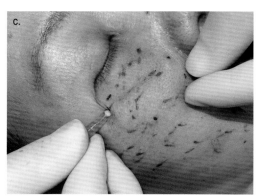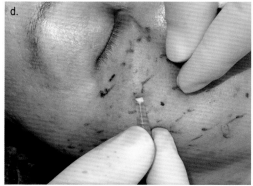

图6-40　a~d　眼袋的平滑线操作

为减轻锐针穿刺带来的出血，现各厂家的眼袋线大多为29G的钝针平滑线，长度为3~5cm，术后即刻，轻度的肿胀撑开下睑皱纹，就可看到较好的即刻效果（图6-41a、b）。

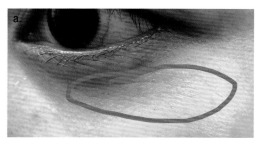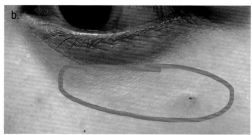

图6-41　眼袋埋线即刻效果对比。a　术前；b　术后即刻

注意事项

（1）理论上讲，平滑线应该植入真皮层，但下睑皮肤薄，所以实际上植入的层次是皮下，由于皮下组织也极薄，故很难区分出深层、浅层，故只能笼统地讲是植入于皮下，甚至是肌肉浅层。进线深一点会更安全，不容易表现出凹凸不平的外观，但对细纹的紧致效果也会变弱。

（2）由于下睑小血管网丰富，极易出血而发生瘀青，因此大多数厂家都专门制备了用于眼袋埋线的特制小线，常见的有29G×3.8mm，且多为钝针，以防止锐针引起出血过多。如果用的线是锐针的，可以事先在消毒砂轮上将针尖磨钝后，在盐水中涮洗后，再行穿刺。

（3）等价交换原则，血肿越厉害，最后的组织机化收缩效果越强，疗效反而越好，小切口手术的皮下剥离，效果和安全性都远胜于埋线，就是术后早期瘀青比较严重（图6-42）。

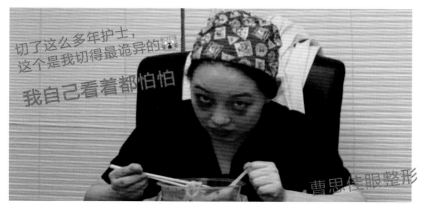

图6-42　眼袋的血肿瘀青，肿得越厉害，远期紧致效果越好

（4）画线设计只是标记进线的方向和区域，并非数量，一般情况下单侧眼袋要植入20～30根小平滑线，才能看到一定的疗效。

（5）不建议使用PLLA、PCL这种慢吸收线植入眼袋，作者就是受害者，当年在对线材性能未有充分了解的情况下，为追求更长久的效果，给自己的眼袋植入了PLLA螺旋线，在植入后快2年时，才出现明显的增生凸起，至今已快3年，仍未完全吸收（图6-43a～c），故作者并不推荐眼袋埋线，如非要使用，务必选用吸收快的PDO线。

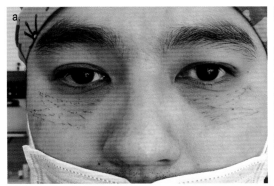

a　术前设计

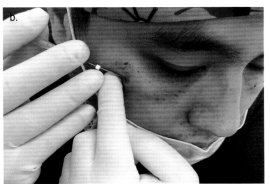

b　"东厂"精神，"自宫"埋线

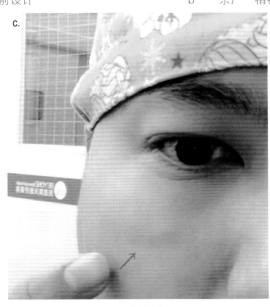

c　术后2年

图6-43　a～c　作者"自宫"，使用韩国产的某款PLLA线，在植入1年半后，不知不觉中增生出异常的凸起，为惨痛教训

（6）再次强调，由于眼袋埋线疗效弱、恢复慢，所以作者更推荐内路脂肪转移术，以及小切口皮下剥离术来达到更好的治疗效果。

方法2（螺旋线收紧脂肪★★★/联合胶原蛋白泪沟注射★★★★）

利用螺旋线的紧致效果，可以收紧眼袋的脂肪，直接将螺旋线刺入到眶隔中，旋紧后拔出即可，一般1～3根就能达到较好的现场效果（图6-44）。

只要手感到位，层次把握精准，这种操作很是方便，故在"江湖"上被包装成"3min祛眼袋法"。

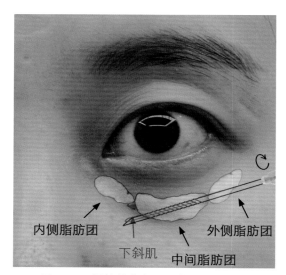

图6-44　螺旋线收紧眶隔内脂肪示意图

但是这种眼袋收紧的效果并不持久，虽然我们做线雕，也并不追求永久的效果，不过作者毕竟是手术医生出身，更喜欢用刀，因此偏向于做自创的内路眼袋脂肪转移术（详见作者编写的《眼整形秘籍（下册）》），更加方便，且一步到位。操作熟练的情况下，18min能完成双侧的脂肪转移填泪沟，且效果更长久。

不过如果从非手术角度来讲，用这种方法旋紧脂肪还是有一定的紧致效果，且比方法1对眼袋的改善效果好，如果以胶原蛋白注射填充泪沟为主，再联合使用这种埋线法，效果更佳，目前作者也没想到哪种非手术方法比这种方法更好，故给予★★★★。

方法3（小V线提升 ★★★）

小V线逆向提升悬吊能力远胜螺旋线，自然也可以用来悬吊眼袋（图6-45），将眶外侧的皮肤向上悬吊即可达到改善眼袋的效果，操作方法与上文所讲的逆向进线法完全一致，一般2～3根线即可达到很好的提升效果（图6-46a、b）。

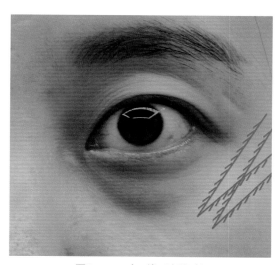

图6-45　小V线反折提拉

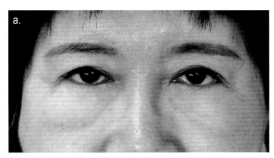
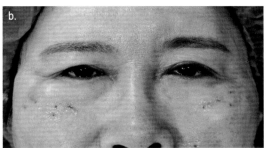

图6-46 a 术前；b 小V线术后即刻

但这种方法无法改善眶隔脂肪的形态，而上面**方法2**能改善眶隔脂肪，但悬吊提升能力偏弱，所以这两种方法可以联合应用，达到叠加效果，读者朋友可以小心尝试。

埋线丰卧蚕（★★）

下睑缘下方的眼轮匝肌隆起即为**眼苔**，俗称**卧蚕**。

在临床中**"卧蚕"**叫得更多些，这又是一个由"黑针会"反攻专业圈的准专业词汇。

卧蚕的存在会使眼睛在视觉效果上显得更圆、更大，更显年轻女孩的可爱气质，故有部分患者要求做卧蚕的再造或塑形（图6-47a～c）。

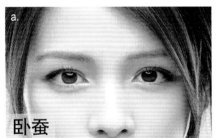
卧蚕

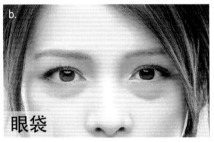
眼袋

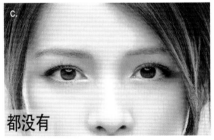
都没有

图6-47 a～c 卧蚕与眼袋的区别

临床最常用的方法是玻尿酸注射，但是玻尿酸注射出来后的卧蚕外观相对较为死板，且后期容易因吸水性膨胀而变宽★★★。

而PDO线可被视为一种固体的填充物，也可以用于卧蚕的填充，最常使用的是普通平滑线，作者更建议使用螺旋线，另外在合适的情况下，也可以选用爆炸线及较细的网管线。

无论用哪种线，其原理都一样，即早期是利用线体进行直接填充，后期是靠组织产生瘢痕而达到填充的效果，瘢痕增生具有不确定性，用于平铺某些部位或形成粘连紧致还是可以的，而要求瘢痕增生达到满意的凸起外观，就有些强人所难了。

线埋少了，效果不明显；埋多了呢，可能会因瘢痕增生的硬化导致触感较硬，外观死板，常有异常的凸起，且有线的顶出和感染的风险，故这个项目作者只能给评级★★。

操作方法

操作比较简单，直接将针刺入到卧蚕区域的肌肉浅层，拔针留线即可（图6-48a、b）。

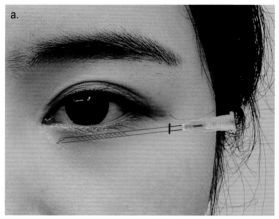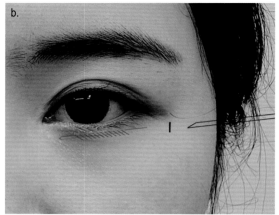

图6-48　a、b　卧蚕埋线示意图

注意事项

见好就收，不要植入过多的线，因为线诱导的后期增生，有时是不在预料范围内的，可出现不可估计的异常增生，导致局部过度隆起及不平整，是这个项目最大的风险（图6-49a、b）。

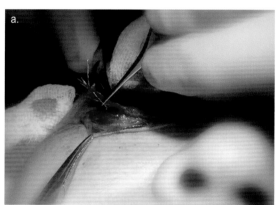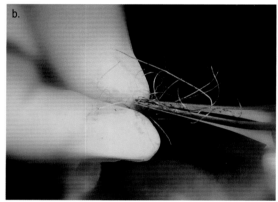

图6-49　a、b　手术取线（本图源自微信群的学术讨论）

所以埋线一定要尽量少，爆炸线和网管线1根足够，螺旋线一般是3～5根，稍旋紧即可，而不必像面部紧致提升那般，要旋到最紧，平滑线一般需要使用5～8根才能看到效果。

无论用哪种线，**都不要过度追求效果而过量植入**，使卧蚕外观稍有隆起感就行。多数型号的线并非是为了卧蚕而设计的，大多偏长的，可在埋线前，事先将线剪短，避免线头露出。如果拔针后有线头露在外面，捏拢皮肤，贴根剪线，再平展皮肤使线头收入即可。

作者个人意见：该部位不要使用吸收慢的PLLA线和PCL线！

泪沟的填充（★）

虽然有见不少人尝试着使用平滑线、爆炸线或网管线来填充泪沟，但是由于泪沟区域皮肤极薄，局部稍有增生，即可形成明显线头的凸起，且很难修复处理，因此作者并不建议使用线雕技术来矫正泪沟。

非要使用线材来填充泪沟的话，作者建议使用爆炸线，紧贴骨膜植入（图6-50），而非常规地植入于皮下。

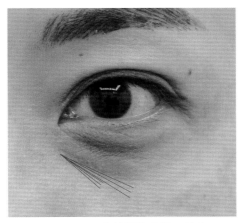

图6-50　泪沟的爆炸线植入填充

作者更建议使用内路眼袋下眶隔脂肪转移术，或胶原蛋白的注射填充来改善泪沟的凹陷。

中面部其他项目

中、下面部综合提升（含鼻唇沟、下唇沟矫正，★★★★★）

概述

中、下面部提升是需求量最大的，也是埋线效果最为明显的部位，大V线、小V线正逆结合联合使用（图6-51a、b）效果甚佳，作者已在上文"正逆结合中、下面部联合埋线"（详见156页）中详细说明，故此处不再赘述。

a.
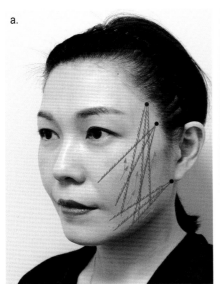

b.
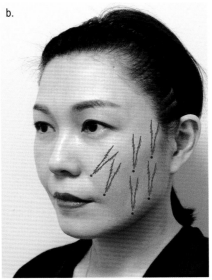

图6-51　a　大V线常用的正向进针布线法；b　小V线常用的逆向进针布线法

如果患者没有整体严重的下垂，只是单纯要求改善鼻唇沟凹陷及增加苹果肌饱满度，只需要在重点区域，单独使用小V线逆向埋线即可（图6-52a～g）。

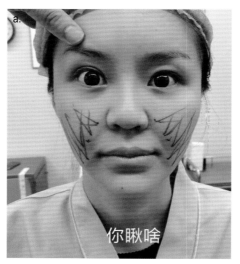

图6-52　a　术前设计，作者的第1例小V线逆向提升模特，我院的咨询师

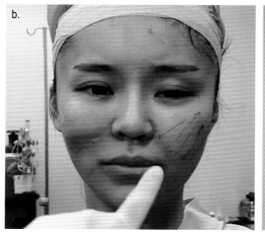
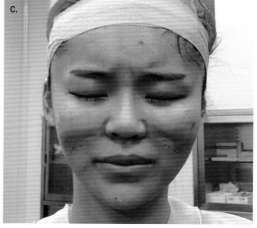

图6-52　b　单侧提升后对比；c　双侧提升后，可见小V线V形反折的强大提升效果（尚未按压平整）

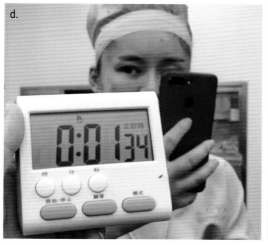
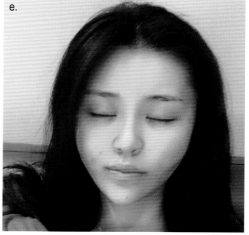

图6-52　d　单侧操作的术中计时，挑战当时"江湖"上炒得风风火火的"3min祛眼袋法"，作者尝试3min能否提升苹果肌，并挑战成功；e　术后1周

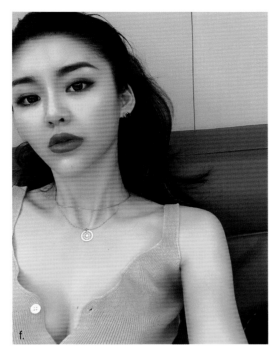

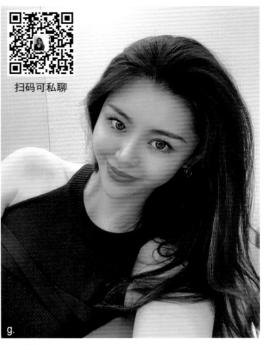

扫码可私聊

图6-52　f、g　术后1年

丰苹果肌（桥接法★★★★，联合玻尿酸★★★★★）

概述

　　苹果肌，人身上其实并无这块肌肉，只不过被"黑针会"叫习惯了，现成为约定俗成的称呼，泛指中面部颧骨处的一小块区域（图6-53a、b），即便是著名大学的教授们，在各大学术会议上，也早已用这个称呼了，甚是方便，且容易让人接受。

　　丰满有弹性的苹果肌会使人显得年轻、活泼、可爱（图6-53a、c、d），随着年龄的增大，苹果肌最凸起处会下移，即显老态。

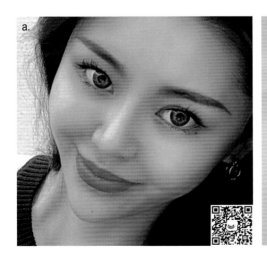

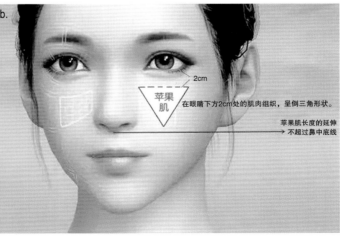

2cm

苹果肌

在眼睛下方2cm处的肌肉组织，呈倒三角形状。

苹果肌长度的延伸不超过鼻中底线

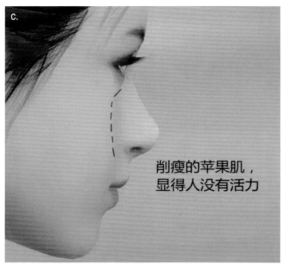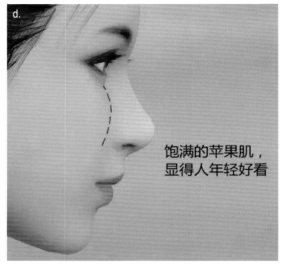

图6-53　a、c、d　丰满的苹果肌让人感觉有活力；b　现约定俗成，苹果肌泛指中面部的这一小块区域

　　玻尿酸注射可使苹果肌凹陷的位置重新饱满起来，但没法使下垂的部分得到满意的提升，通过埋线技术，可以使随年龄增长而下垂的苹果肌复位到青春状态，将有限的组织向上、向中间聚拢，重塑年轻而饱满的苹果肌外观，在组织总量不足的情况下，再配合玻尿酸注射，可以达到更好的效果。

　　上文线雕中面部提升改善法令纹，其实就是将组织向上提拉堆积，同时使苹果肌变得更加丰满。

　　传统的一些线雕方法，只有向上、向外的拉力，而没有向中间聚的合力（图6-55a），所以做完后常常会使中面部在视觉上显得较宽（图6-54b），增加1～2根横向的拉力线，即可解决这一问题（图6-54c）。

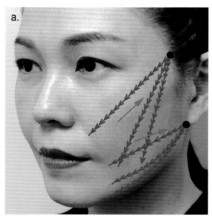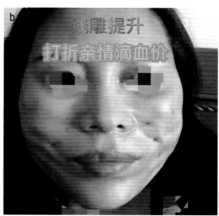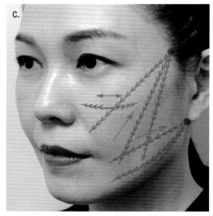

图6-54　a　传统方法只有向外、向上方的拉力；b　比较夸张的中面部过宽案例；c　增加横向内收力，即可改善中面部变宽的现象，同时增加苹果肌的饱满度

　　作者在前文"正逆结合中、下面部联合埋线"中，已包含了苹果肌塑形的内容，那是作者在悦升线和快翎线的基础上进行的改良简化做法，故此处省略操作步骤（详见163页）。

　　悦升线厂家提供有专门的中面部苹果肌提升套装组，一组共3根线，均为"内向型"双向锯齿线，其中2根线为"晾被子式"的横向进线，1根则为斜向外上方提拉。3根线共同形成1个向上、向中间聚的合力（图6-55）。

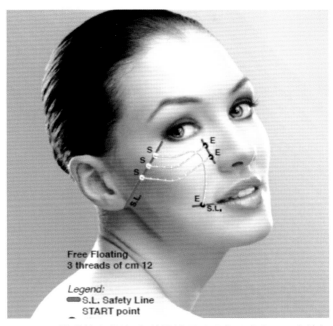

图6-55　悦升线套装的3根线设计图（引自悦升线公开资料）

所有的线都需要用导引针来辅助导入，稍拉紧后贴根剪掉线头即可，即经典的"内向型"双向锯齿线操作法（详见163页）。下文的印第安纹的矫正埋线法，操作也与之基本类似，读者可参考下文的实操示范。

睑颧沟（印第安纹）的矫正（单纯线雕★☆☆☆ / 配合穿刺剥离 + 玻尿酸：★★★★★）

概述

印第安纹是继苹果肌之后，又一个先在"黑针会"流行后，再被医生们广泛使用的准专业名词，学名应为**睑颧沟**，为颧部与睑下缘交界处的一道凹陷沟壑，因与印第安人的面部涂彩相近，故得此名（图6-56a、b）。

这一称呼比较形象，与患者沟通时更加便利，故"印第安纹"一词现已被广泛使用，"睑颧沟"反而用得更少。

睑颧沟平静时即可显现，微笑时更为明显，与下方睑颧韧带以及肌纤维的提拉有关。

如何有效地去除这道沟一直是个难题。

由于睑颧沟是一个动态的牵拉外观，无论是使用普通的玻尿酸填充法，或加强版的玻尿酸填充法，即先进行皮下剥离后，再填充玻尿酸，最后结果都很难让人满意。

即便术后即刻填得平整了，也很容易因为动作表情的牵拉挤压，使玻尿酸扩散至沟的两侧，往往数日之后，睑颧沟的凹陷，在视觉上，反而会比填充治疗前显得更为明显。

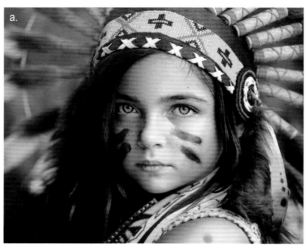
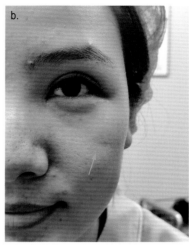

图6-56　a、b　印第安纹

　　而此处为中面部表情肌密布之处，肉毒素显然也不适合在此进行联合应用。

　　若使用爆炸线等材料进行直接填充，虽然不会出现玻尿酸的移位，但是当线吸收后可能会形成更加牢固的瘢痕粘连。在动态表情的牵拉下，从远期效果来看，这道沟反而会更加明显。

　　以目前作者所知的，处理印第安纹的最佳方法是，先用锐针进行皮下剥离，再使用"内向型"双向锯齿线桥接法提拉，使中间隆起，最后补充注射少量玻尿酸，填充隆起部位所形成的空腔，以减弱二次粘连的发生，如此"三位一体"地治疗，可达到最佳的综合效果，故给予 ★ ★ ★ ★ ★ 。

设计要领

　　具体操作方法为苹果肌提升法的变种，只要将苹果肌收拢至凸起的中点，定位于印第安纹最凹陷的点即可（图6-57a、b）。

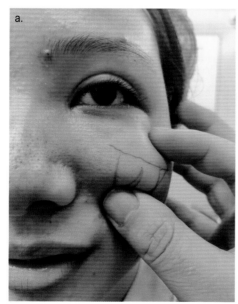
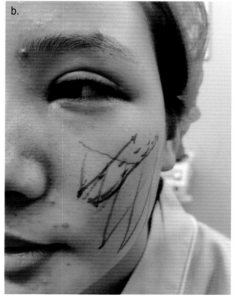

图6-57　a、b　术前设计

操作方法（图6-58a～q）：

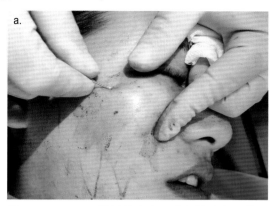
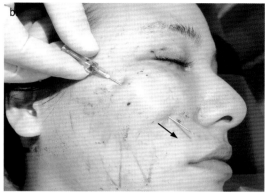

图6-58 a、b 导引针在皮下进行**浅**（皮下紧贴真皮）→**深**（紧贴肌肉层）→**浅**（皮下紧贴真皮）的"桥接法"穿刺，辅助手可配合将眶颧沟拟隆起处提捏隆起，方便进针

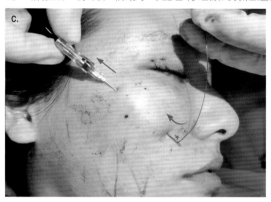
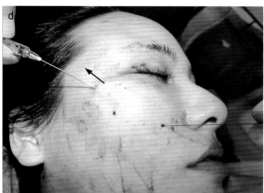

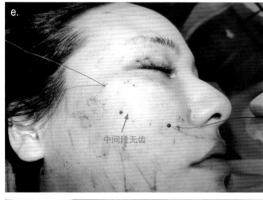

图6-58 c～e 穿入21G"内向型"双向锯齿线，没齿部分在中间，若没有这种线，多向锯齿线也可代替，效果稍弱，但不能使用"外向型"双向锯齿线和单向锯齿线

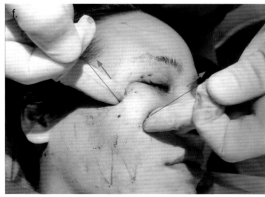
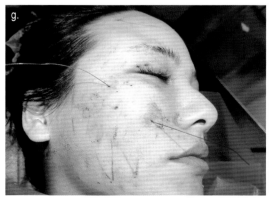

图6-58 f 提拉线的两端并按紧，让锯齿卡扣；g 明显可见眶颧沟处已隆起

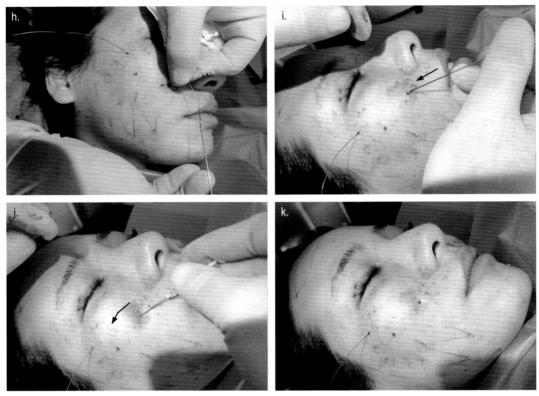

图6-58 h~k 向皮下深层引导穿刺收线头，末端可刺入肌肉层，达到更强大的钩挂力

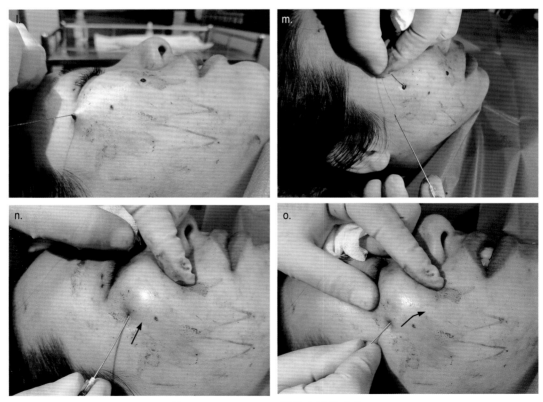

图6-58 l~o 用同样的方法处理线尾

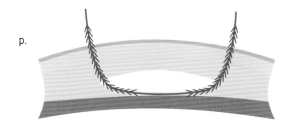

p.

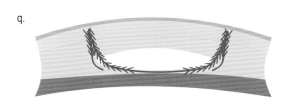

q.

图6-58　p、q　深层导引收线头与线尾，达到比直接剪掉更加强大的牵挂力，效果更佳

图6-58　a～q　印第安纹埋线的操作过程

注意：

这里也可以直接剪掉线头、线尾，那是更加简单方便的方法，只是固定效果要差些。

作者在此处特意示范了将线尾残端直接导入深层的收尾方法，以增加本书内容的丰富性，并与前面第五章内容相呼应（详见129页）。

术前、术后对比（图6-59a～g）

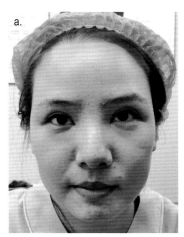

a　术前

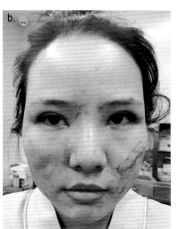

b　术中对比，右侧矫正眶颧沟后

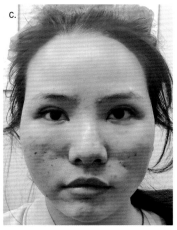

c　术后即刻，中面部加强补线后

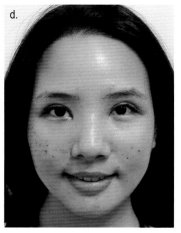

d　术后1周

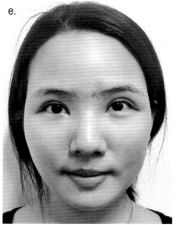

e　术后2个月

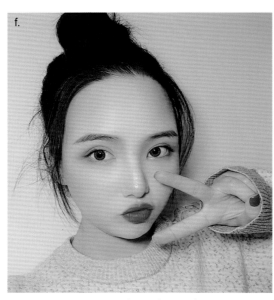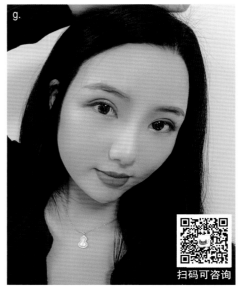

f、g　术后4个月（有美颜，实际真人已稍有下垂，待二次补线）

图6-59　a~g　术前与术后对比，又一个咨询师为本书"献身"

注意事项

（1）局麻后，用钝针或半钝针在皮下进行扩大范围的剥离穿刺，可增加长远效果。

（2）一般与苹果肌塑形同时操作，额外针对印第安纹补充几根线即可。

（3）在眶颧沟的骨膜上方，以及皮下注射少量玻尿酸，达到更好的撑开效果，这种联合治疗是目前作者所发现的治疗眶颧沟的最佳方案（图6-60）。

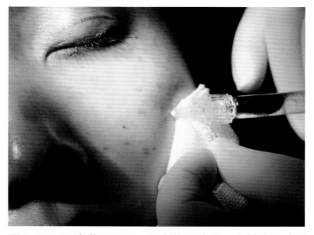

图6-60　可在苹果肌及印第安纹凹陷处，注射玻尿酸联合治疗，加强效果

鼻唇沟

概述

鼻唇沟并非是单纯的凹陷，或是单纯的皱纹，而是凹陷与皱纹的混合体，是一个从鼻基底起始，至口角外侧终止，由凹陷的沟壑向皱纹，渐渐过渡的结构（图6-61）。而且随着年龄的增大，由颧部

下垂的组织在鼻唇沟上缘折叠，会形成一个凹陷更深的视觉效果，提上唇肌以及提上唇鼻翼肌收缩所形成动态表情，也会加深鼻唇沟凹陷的外观。

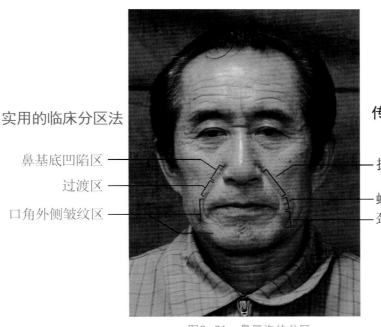

实用的临床分区法　　　　　　　　　　　传统的学术分区法

鼻基底凹陷区　　　　　　　　　　　　提上唇肌区

过渡区　　　　　　　　　　　　　　　蜗轴区

口角外侧皱纹区　　　　　　　　　　　颈阔肌区

图6-61　鼻唇沟的分区

　　正因为如此，鼻唇沟是由多个因素引起的，所以不可能通过单独一项治疗，达到很好的矫正效果，多项目联合治疗是首选。

　　常规的治疗方法，更加注重对鼻基底的凹陷，以及口角侧真性皱纹的填充，玻尿酸注射是使用最多的方法。使用爆炸线或网管线，代替玻尿酸对鼻唇沟凹陷处的皮下进行填充〔图6-62〕，是应用较为广泛的线雕治疗方法，可对鼻基底以及过渡区的凹陷起到一定的改善作用★★★，但很难将鼻唇沟填平。若为了追求更好效果，植入了过多的线体，可能会导致局部异常的线状隆起，得不偿失。

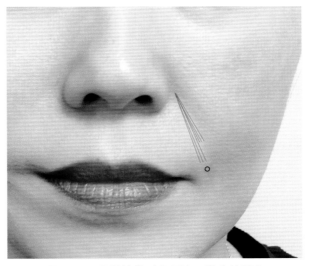

图6-62　用爆炸线对鼻唇沟凹陷直接填充

事实上中面部组织的下垂对鼻唇沟的形成起到了至关重要的影响（图6-63a），这也是为什么年龄越大，鼻唇沟显得越深的原因。

传统的填充法只能解决局部的凹陷，而不能解决中面部下垂的问题，因此作者更常用的方法是通过线雕，使用小V线逆向悬吊，对中面部进行提拉（图6-63b），在提拉下垂组织的同时，可起到丰满苹果肌，以及改善鼻唇沟凹陷的效果★★★★（图6-64a、b，具体操作方法详见上文"中、下面部联合提升"的相关内容）。

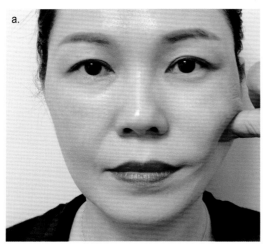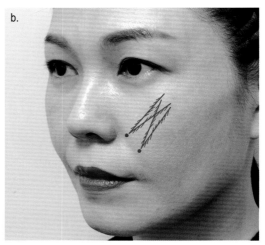

图6-63　a　对中面部下垂组织悬吊提升，可大大改善鼻唇沟凹陷的视觉外观；b　小V线逆向悬吊的术前设计

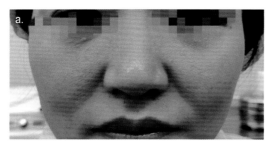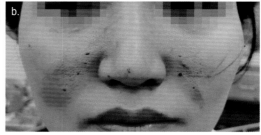

图6-64　a、b　单纯小V线逆向悬吊后即刻，可见患者鼻唇沟外观的明显改善

 鼻部

概述

鼻部的埋线一直饱受争议，但作者认为，在合适的条件下还是可以开展的。

最早的埋线隆鼻从韩国开始，被称为Misko隆鼻技术，所谓MIS是指微创手术（Minimally Invasive Surgery），强调没有瘢痕、没有手术切口；KO是韩文鼻子的意思。是用特殊的PDO锯齿线来作支架，并结合玻尿酸注射的新概念微整形隆鼻方法。

有一些机构将其称为**4D隆鼻术**，是指除了传统隆鼻手术可以针对"点、线、面"立体3D（Three‐dimensional space）矫正鼻形外，再加上英文Delicate，意为修饰成精美、玲珑、细致及秀气的完美鼻形。

这些都是商业包装！

名字可以随意取！

再次强调重点：线，只是支架！！

如果将寻常的玻尿酸注射当成是水泥的填充与定型，那么埋线隆鼻技术即可看为是钢筋混凝土（图6-65）。

众所周知，单纯的水泥很难堆砌太高，至少也得等底层固化坚硬后，方可一层层堆砌，逐渐加高，最大高度极其有限，而若使用钢筋先将框架搭好，再用水泥浇灌之，高楼大厦便拔地而起了（图6-66）。

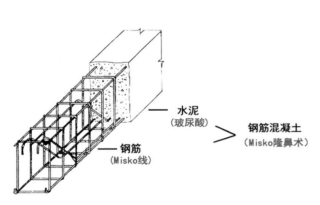

图6-65　Misko的原理如同钢筋混凝土

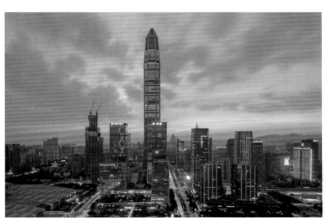

图6-66　大楼拔地而起

与传统隆鼻术的优缺点对比

任何技术都非万能，各有其优缺点（表6-1），优秀的医生不应拘泥于某种特定的方法，而应根据患者的不同基础条件和不同的需求，合理灵活地使用各项技术，将各项术式的优点发挥至最大，风险降至最低。

下面将鼻部的埋线操作，分为鼻头与鼻小柱、鼻背、鼻翼3个部分来分解讲解。

鼻头与鼻小柱（★★★，有软骨盾★★★☆）

布线设计

在鼻尖表现点设计1个进针孔即可（图6-67），以前还有2点、3点进针法，创伤太大，作者已经淘汰这些方法了。

表6-1 几种隆鼻方法的对比

	Misko埋线隆鼻术	玻尿酸填充	传统手术
手术时间	10～30min	5～10min	0.5～1h或更久
手术方法	埋线+注射	直接注射	手术切开
手术痕迹	几乎无	无	有
鼻形分区&改善程度	**鼻尖**：能改善 **鼻背及鼻根**：能改善 **朝天鼻**：能改善 **短鼻**：能稍拉长 **鼻翼**：能稍改善	**鼻尖**：轻微改善 **鼻背及鼻根**：能改善 **朝天鼻**：几乎不可能 **短鼻**：几乎不可能 **鼻翼**：轻微改善	**鼻尖**：能改善 **鼻背**：能改善 **朝天鼻**：能改善 **短鼻**：能改善 **鼻翼**：能改善 （改善越多，创伤越大，风险越高）
麻醉	局麻	无须麻醉或表面涂抹局麻药软膏	根据不同术式选择局麻或睡眠麻醉
术中风险	低	低	相对较高，与术式复杂程度及麻醉方式相关
术后肿胀	轻	轻	较重
术后护理	简单	简单	术后多次护理换药
可重复性	可多次注射补充	可多次注射补充	每次操作均会增加瘢痕
不满意时处理	拆线并溶解玻尿酸	待其自行吸收，或溶解	再次手术
维持时间	0.5～1.5年	0.5～1.5年，维持时间越长的材料风险越大	永久性

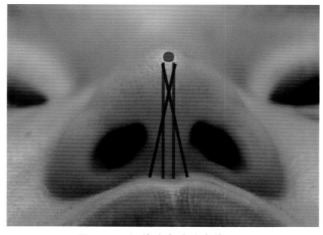

图6-67 埋线隆鼻头的布线原理

术前麻醉

由于Misko线的针头远较一般的玻尿酸注射针头粗，因此在注射前需对注射区域进行局部浸润麻醉，局麻药软膏的镇痛效果欠佳。

于鼻尖点进针，贴软骨膜注射，可向上注射至侧鼻软骨上方，向下则可注射至鼻小柱根部，注射总量为0.3～0.5mL，也可在鼻小柱与上唇连线点处，垂直进针至牙龈上方，额外加强注射约0.2mL（图6-68a、b）。

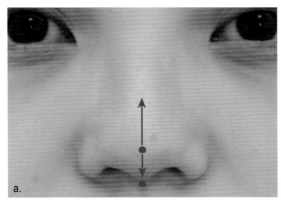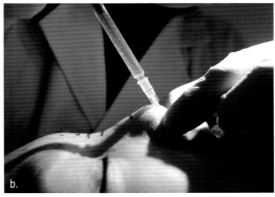

图6-68 a 麻醉点位及注射方向；b 局麻药的注射操作

局麻后可等待15min再进行埋线操作，以待麻药扩散，减轻疼痛，同时肾上腺素可发挥缩血管的作用，使操作中出血更少。此时的鼻背常可看到片状的白色缺血区域，为正常现象，切勿以为是栓塞而心慌。

埋线操作

打孔

局麻后，以10mL注射器原配的锐针头刺破皮肤全层，形成穿刺针孔，操作时可捏紧鼻小柱并向上提拉，以方便进针（图6-69）。

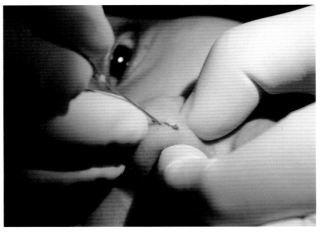

图6-69 刺孔

进针

将连接好推进器的Misko线针头从注射针孔处进针（图6-70a），直至牙龈上方，顶住上颌骨骨膜，要注意刻度线的位置，一定要全部进入，并再稍深入2~3mm。

操作时务必要捏紧鼻小柱并向上提拉，以方便进针，也更方便将刻度线没入（图6-70b、c），若刻度线露于皮肤外，则线头必露于皮肤外，埋线操作即为失败。

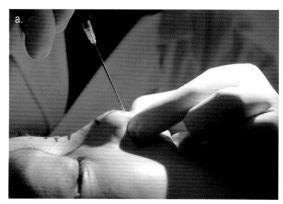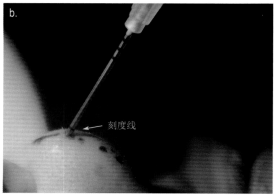

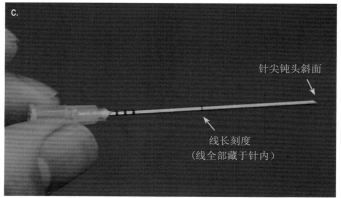

图6-70　a　进针；b、c　刻度线应没于皮下2~3mm处

进线

（1）先要检查有无刺穿牙龈或鼻黏膜，再进行推针操作（图6-71a）。

（2）表面上看是右手拇指按压手柄将线推出，实际操作是将拇指轻轻按压，感觉顶住线时即停止用力，顶住手柄，然后另四指卡住推进器，随手腕轻轻向上、后退缓慢移动，与拇指形成相对位移（图6-71b~d），将线顶出。操作时左手应捏住鼻小柱上拉，以使植入的线不被鼻尖皮肤张力压弯，退针时要不时地用力按压，使鼻小柱皮下组织与Misko线的倒钩紧密相连，以获得更强的支撑力。

（3）埋完每一根线后都应对外形进行检查，观察即刻支撑效果，检查有无歪斜（图6-71e），若出现歪斜，可对鼻小柱进行提捏按压塑形，或通过改变下一根线的位置及方向来调整。

（4）再进行其余几根线的植入，仅方向不同而已（图6-71f）。

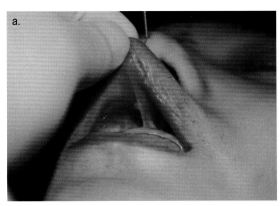

图6-71　a　检查有无黏膜的穿破

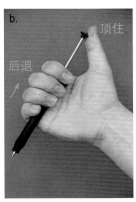

图6-71　b　看似按手柄，实际上是顶住手柄，后退推进器

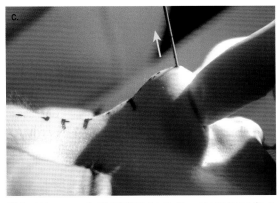

图6-71　c　右手缓慢退针操作，左手提起鼻小柱，边退针边用力按压

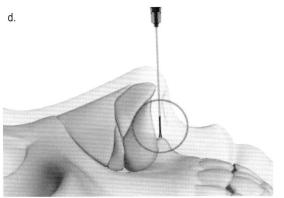

图6-71　d　线头处伞状支撑顶住上颌骨

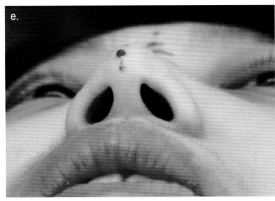

图6-71　e　观察即刻效果

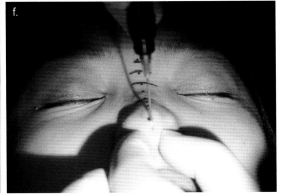

图6-71　f　其他线同法操作，仅方向不同

图6-71　a~f　鼻头埋线案例

注意事项

以上操作是作者最早接触到的，从韩国经中国台湾，再传到中国大陆的Misko隆鼻技术，需要使用特制的推进器（图6-72b），配合专用的PDO锯齿线，以注射的形式将线植入到鼻小柱、鼻背，甚至鼻翼（不推荐）中去，形成线性支架。

作者将这种线称为第二代隆鼻线，由于在国内，这个器械一直没有批文，故使用过的医生并不多，更常用的是一体式的第一代隆鼻线（图6-72a、c），即普通结构的单向或"外向型"双向锯齿线，这种线使用更加方便，但在细节上缺少一个伞状分叉（图6-72b）。

　　国内还曾出现过一款长相奇特的线（图6-72d），其实就是自带一次性助推器的隆鼻线，操作方法和要领，与上文所讲解的方法完全一致。

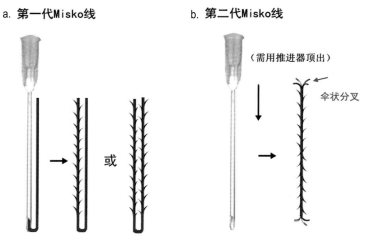

图6-72　a、b　第一代隆鼻线和第二代隆鼻线的区别

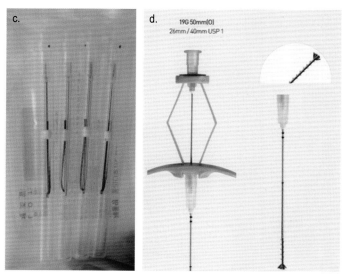

图6-72　c　第一代隆鼻线，即普通的套管针型；d　自带一次性推进器的第二代隆鼻线

　　一体式的隆鼻线操作方法更简单，进针、出针要领与上面的方法基本一致，只是省略了用助推器推送线的过程。当针进入后，由于倒钩作用，线会卡住组织留在体内，埋1根直接留下对折的2股线，比起助推器版本的产品效率更高。

　　但由于这种线缺了伞状分叉这一细节（图6-72b），所以植入后线端的接触面更小，对鼻头的压强更大，因此更容易顶出皮肤。

　　还要注意，厂家生产的鼻线长度基本都是统一的规格（图6-72c，图6-73a），而不同人的鼻小柱长度差异极大，还有一些厂家的线，针内和针外的长度不一样（图6-73b），所以作者建议，在做埋线隆鼻之前，应该根据患者基础的不同，务必提前修剪下鼻小柱线（图6-73c）。

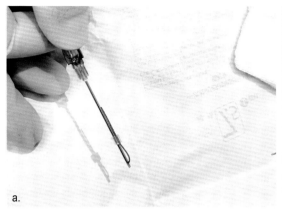
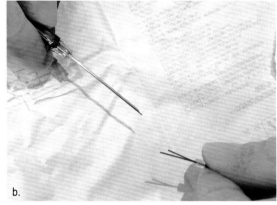

a 鼻小柱线　　　　　　　　　　b 使用前拔出线检查，发现两端不一样长

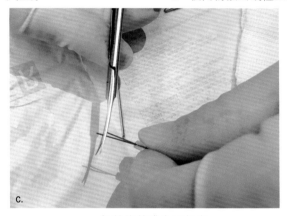

c 将其修剪成合适长度

图6-73 a~c 埋线前的检查与修剪

很多人在操作的时候忽略了这一细节，故鼻头穿孔的概率就大大提升了。

还要注意牛顿第三定律，**极限的存在**。

鼻头埋线是相对风险较大的操作，虽然鼻头埋线可以顶起鼻尖，但是其支撑力是有限的，盲目不顾患者的身体基础条件，妄想使用几根线，达到肋骨鼻的效果，那是不可能做到的。即便是强行做到了，也常由于张力过大，而维持很短时间，并可能发生鼻头歪斜，以及线头顶出，甚至感染坏死的风险（图6-74a、b）。

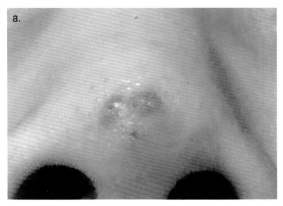
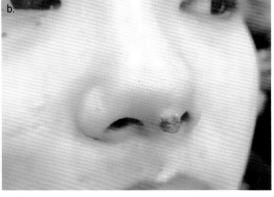

图6-74 a、b 鼻小柱埋线最大的风险就是鼻尖的线头顶出，不及时处理还会引起感染坏死

额外补充

由于鼻尖部的皮肤柔软，故植入的线有顶出的风险。

其实不单是线，各类假体，甚至自体的肋骨，在操作不当，过分追求效果而忽略人体本身的基础条件，违背极限原则的情况下，都会发生顶穿、感染，甚至坏死的风险（图6-75a~c）。

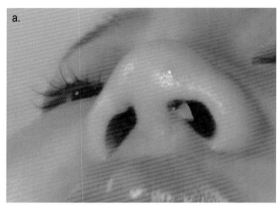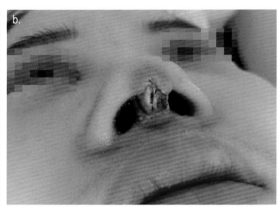
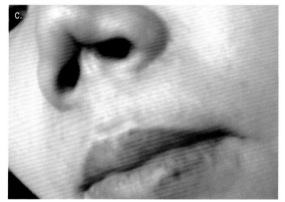

图6-75　a~c　a　综合隆鼻术后穿孔；b　坏死；c　瘢痕挛缩

在做假体隆鼻手术时，常常会用耳软骨作为鼻尖的护盾，以避免硅胶假体对皮肤的直接刺激，大大减少假体穿出的概率。

同样的，有耳软骨的鼻尖，也一样可避免线体的顶出。

作者通常并不主张给综合隆鼻术后的患者进行鼻小柱的埋线，毕竟无论是硅胶假体。还是肋软骨，支撑力都比线要强，在假体都没法支撑起来的情况下，再用线也是徒劳，纯粹是增加感染的风险而已。

但如果是综合隆鼻术后出现鼻头歪斜的现象，用线来进行矫正倒是一个很不错的选择。由于鼻头有软骨盾的支撑，并不担心顶出，以增加斜向的力为主（图6-76a），而非垂直顶得更高，5min就能完成全部操作，远比传统的方法，切开后重新雕刻假体，或修剪软骨要方便，而且安全许多，患者痛苦也更小，几乎不需要恢复期（图6-76b、c）。

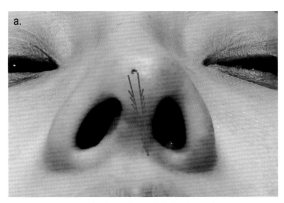

a　术前设计，故意斜向进线

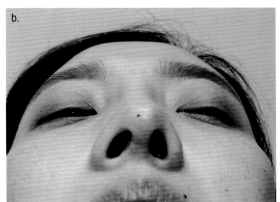
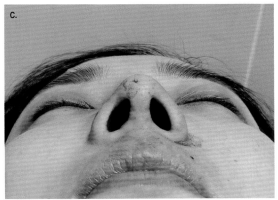

b、c　术前与术后即刻对比

图6-76　a~c　术前设计与术前术后对比

鼻背（线★★★★，玻尿酸★★★★，线＋玻尿酸★★★★★）

概述，先解答一些争议

估计会有很多读者看到作者给埋线隆鼻这么高的星级评分而很有意见，作者先对这个评分做一解析。

作者在早期开展鼻背埋线的时候，是为了得到鼻尖点前徙的效果，后来发现鼻背埋线对鼻头的影响效果微乎其微。因为鼻背不似鼻小柱，有上颌骨作为支点，因此无处借力，仅凭锯齿对组织进行钩挂定型，效果较鼻小柱的支撑塑形要弱得多。

不过后来作者发现，埋线隆鼻对鼻背线条立体感的塑形很有帮助，与玻尿酸联合使用，可以很好地改善玻尿酸隆鼻后变宽的现象。

单纯使用玻尿酸隆鼻，无论用哪个品牌型号的产品，都不可避免地在几个月之后，因为吸水性膨胀，而导致鼻背形态变宽（图6-77a、b），这是玻尿酸注射隆鼻的局限性，因此单纯的玻尿酸隆鼻，只能给予★★★★。

注意

玻尿酸栓塞属于操作的技术问题，故并不降低效果的星级评定。

经不断地在实操中改进，"东厂"的三大针法"重剑手法""傻瓜针法""容嬷嬷针法"已基本解决这一问题。

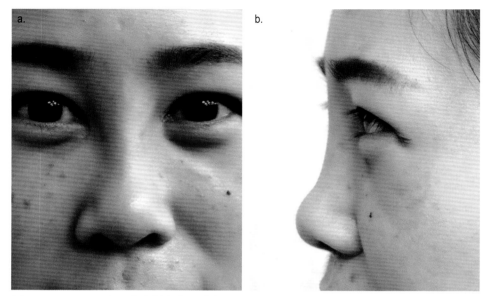

图6-77　a、b　玻尿酸注射隆鼻后半年，因玻尿酸吸水性膨胀而变形的鼻根（图片引自作者所著的《微整形注射并发症》）

　　如果单独使用线体，将鼻背，尤其是鼻根部的凹陷垫高，需要用线量极大，作者有见被植入20多根线的患者。

　　过多的线植入后，线与线之间内部不可避免地会存在空腔，有一定的感染风险，严重的可能会发生坏死（图6-78）。

　　过多的线还会引起过多的瘢痕增生。适量的瘢痕增生，在线吸收后还能继续给予鼻背一定的填充作用，而过度的增生，可能会导致在某一时间段内鼻背外形变宽。

　　当增生期过后，残留的瘢痕，还会给后期做鼻整形手术的操作带来很多麻烦，分离又硬又没弹性的瘢痕，或是取出那些杂乱无章的残留线体（图6-79），使很多医生倍感棘手。因此很多擅长鼻整形的医生，对鼻部的线雕，深恶痛绝！

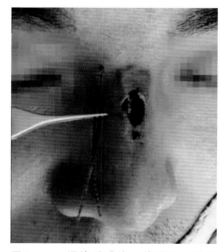

图6-78　埋线后感染，处理不及时引起的坏死

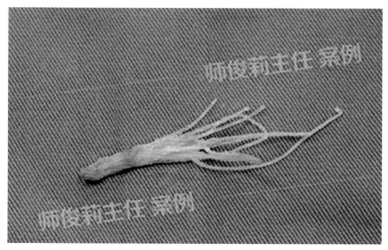

图6-79　综合隆鼻术中取出的线体及增生的瘢痕（图片来自于微信群案例讨论）

虽然有如此多的不良反应，但作者仍给单纯鼻部的线雕评级为 ★ ★ ★，其实作者还故意评低了一点，但估计还会有很多医生朋友提出异议。

作者的理由是，评星级的条件是：**由技术成熟的医生，使用非假药，在有适应证的患者身上，成功操作，所能得到的正常效果。**

而上述并发症所出现的主要原因是没有选对适应证、埋线过量而造成的，纯属操作不当。

线更适合作支架，而非填充材料！

线+玻尿酸的钢筋混凝土效果，可以取长补短，合理操作，基本没有什么不良反应，因此作者给予的评级为 ★ ★ ★ ★ ★，是在单纯玻尿酸的 ★ ★ ★ ★ 情况下，增加了一颗 ★。因为联合使用，可以给玻尿酸提供一个支架，并减少玻尿酸的用量，可以有效地改善因玻尿酸吸水性膨胀而引起的变宽现象。

对于一些驼峰鼻（图6-80）或波浪形的鼻子（图6-81），以及鼻翼软骨与侧鼻软骨交接的supratip area点的凹陷（图6-82～c），若只使用玻尿酸，很难填充满意，而先用线体作支架，再填充玻尿酸，可使玻尿酸注射后的外形、效果维持时间都得到很大的改善。

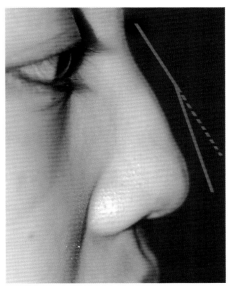

图6-80　略带驼峰的鼻子

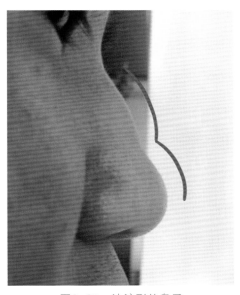

图6-81　波浪形的鼻子

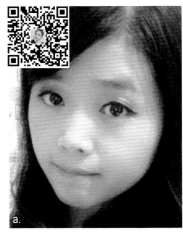

a　术前

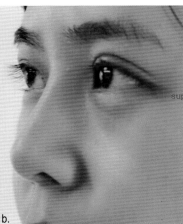

b　术后即刻

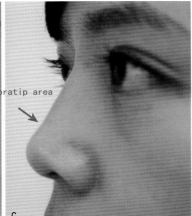

c　术后个3月

图6-82　玻尿酸填充后3个月，supratip area重新凹陷

布线设计

最常用的布线方法是鼻尖单点法（图6-83a），即通过鼻尖的一个进针点，植入2~4根线。

这种方法鼻头处会留下一个针孔，故有些患者要求从鼻孔内进针，这样鼻头表面就没有任何痕迹了。但要注意，如果从鼻孔内上穹隆处进针的话，由于从单侧进针，鼻背很容易歪斜，因此建议从双鼻孔入路进针（图6-83b），以弥补单侧进针容易歪斜的不足，故操作起来比起鼻头入路稍复杂些。

如果已经进行鼻小柱埋线了，那就直接用鼻尖入路即可，平时作者也是鼻尖入路用得更多，毕竟操作简单，不容易歪，鼻头的针孔痕迹会在1~2个月慢慢淡化，并不明显。

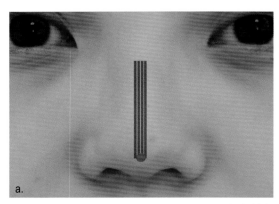 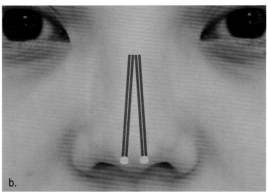

图6-83　a　鼻尖单点入路；b　双鼻孔内入路

在选择用线的时候，要注意锯齿线上面倒钩的方向，不同的倒钩方向会带来不同的效果（图6-84a~e）。

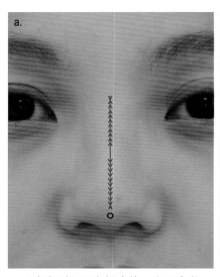 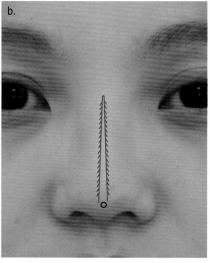 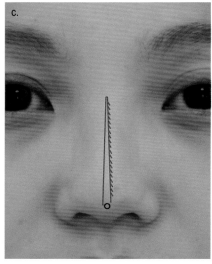

a　"内向型"双向锯齿线，上下卡紧，牢固紧致

b　"外向型"双向双股锯齿线，锯齿卡住线，不易滑出

c　可矫错设计的新型单向锯齿线，拉左半段，顺着锯齿方向容易将整根线取出，右半段则卡紧组织，无法拉出

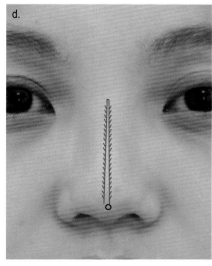

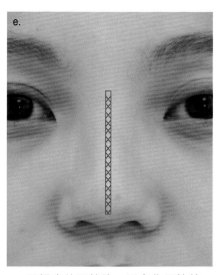

d　对折使用"内向型"双向锯齿线，倒钩方向相反，线体易滑出

e　无锯齿的网管线，固定作用较差，易扭曲移位，不推荐初学者使用

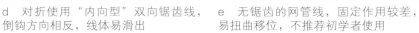

图6-84　a~e　不同锯齿方向的特点

麻醉方法

类似玻尿酸钝针注射法，在鼻尖开孔后钝针紧贴鼻骨膜穿行至鼻根处，边倒退边给药（图6-85a、b），局麻药用量一般0.2mL即已足够，不要超过0.5mL，过多的局麻药会影响对鼻部外形的判断。

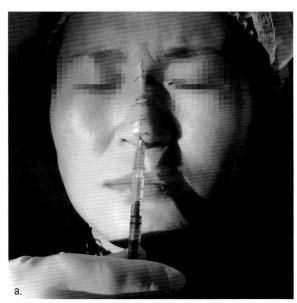

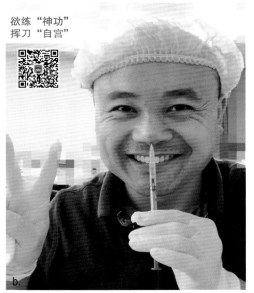

图6-85　a　局麻药的注射；b　与玻尿酸的"自宫"钝针注射法类似，"东厂"学员"自宫"必练的招式

鼻尖入路操作

使用专门的鼻背线，一般为"外向型"双向双股锯齿线，多为半钝针，紧贴鼻骨穿行，将线穿至想要填充的部位后，将针拔出，线即留在里面（图6-86a~k）。

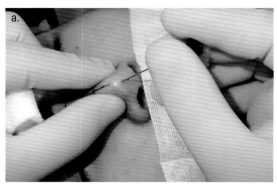
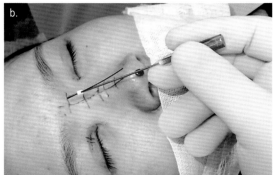

图6-86　a　锐针开孔；b　进针前先评估线的长度与埋线的位置

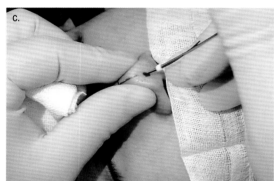
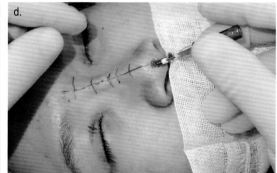

图6-86　c　开孔；d　进线到指定位置，确保线尾全进入鼻内

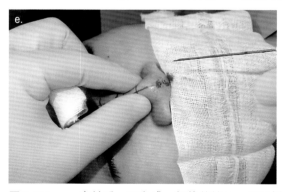

图6-86　e　出针后，即完成一根线的植入，用同样的方法再植入几根线

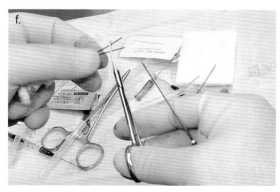
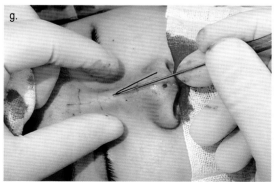

图6-86　f　重点部位加强，将线剪短到合适的长度；g　评估埋线位置

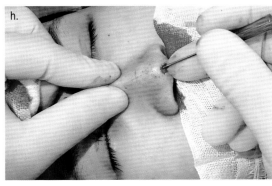 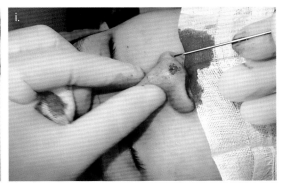

图6-86　h、i　进针方法完全一致，只是位置有所不同

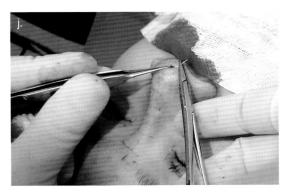 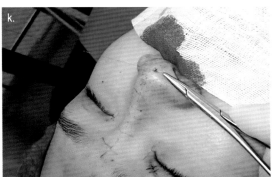

图6-86　j、k　缝合切口

图6-86　a~k　鼻尖入路的鼻背埋线法

双鼻孔入路操作

除进针孔不同外，其他操作方法与鼻尖入路其实并无本质区别（图6-87a~e）。

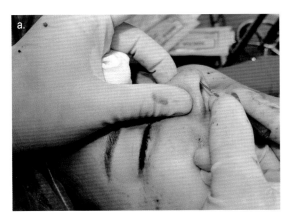 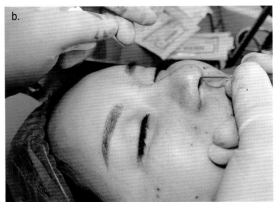

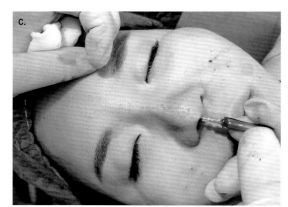

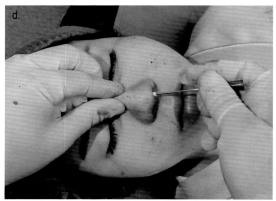
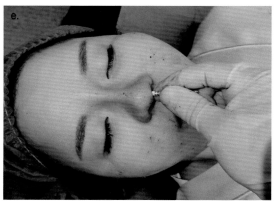

图6-87　a~e　鼻孔入路操作

注意事项

　　因为埋线后的局部肿胀对最终形态会有影响，所以更建议在1周后再补充注射玻尿酸。有些患者要求两者同时进行，可在埋线结束后，直接利用埋线的针孔钝针注射玻尿酸，也可用重剑手法，使用锐针从鼻根部进针注射，与普通的玻尿酸注射方法并无差异，只是量要少一些（玻尿酸的注射操作请详见作者所著的**《微整形注射美容》《微整形注射并发症》**，图6-88、图6-89）。

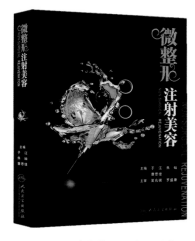

图6-88　《微整形注射美容》

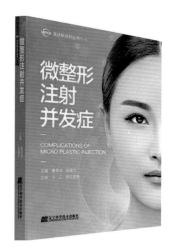

图6-89　《微整形注射并发症》

通过修剪，灵活地调整线的长度，这非常关键，对于一些特殊的鼻形，尤其要灵活处理（图6-90a、b）。有不少医生，学习偏于死板，只知道将原装的线塞入人体内，自然无法得到满意的效果。

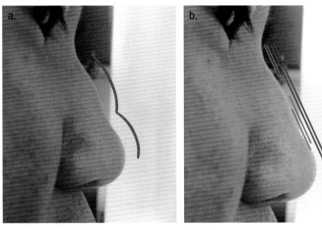

图6-90　a、b　波浪形的鼻及其布线设计

埋线隆鼻的相关案例

案例1

Misko线4根+润百颜大分子玻尿酸1mL，注射前与注射后即刻效果对比（图6-91a～f）。

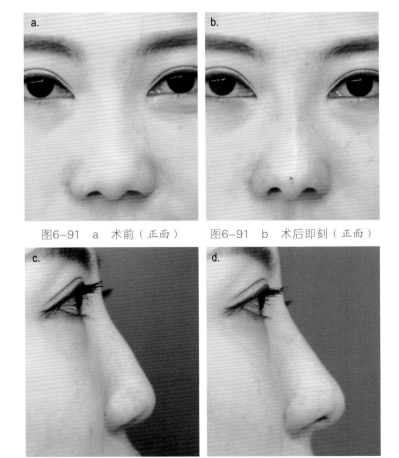

图6-91　a　术前（正面）　　图6-91　b　术后即刻（正面）

图6-91　c　术前（侧面）　　图6-91　d　术后即刻（侧面）

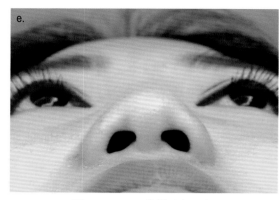
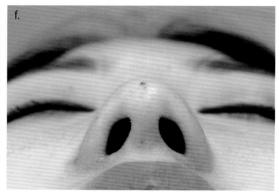

图6-91 e 术前（仰面）　　　　　　　　图6-91 f 术后即刻（仰面）

案例2

Misko线4根+Perlane 0.8mL的治疗前后对比效果，该患者原为本院的咨询师，半年前曾接受过玻尿酸注射治疗，因此观察到了单纯的玻尿酸注射和Misko隆鼻术不同效果的对比（图6-92a~l）。

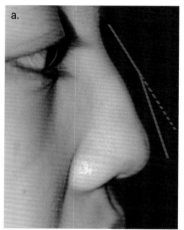
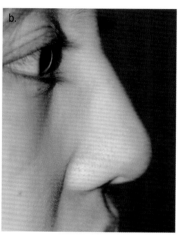
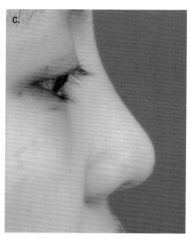

图6-92 a 术前（侧面）　　图6-92 b 玻尿酸注射术后即刻（侧面），可见鼻尖稍抬起，驼峰基本被矫正　　图6-92 c 玻尿酸注射后约半年，补充玻尿酸的同时行Misko埋线隆鼻，术后即刻（侧面），可见鼻尖微上翘，驼峰被完全矫正，鼻形更加流畅

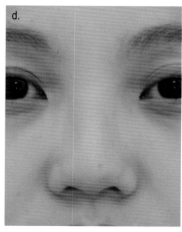
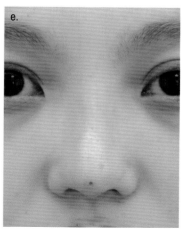
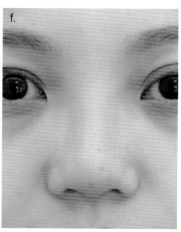

图6-92 d 术前（正面）　　图6-92 e 术后即刻（正面）　　图6-92 f 术后1个月（正面）

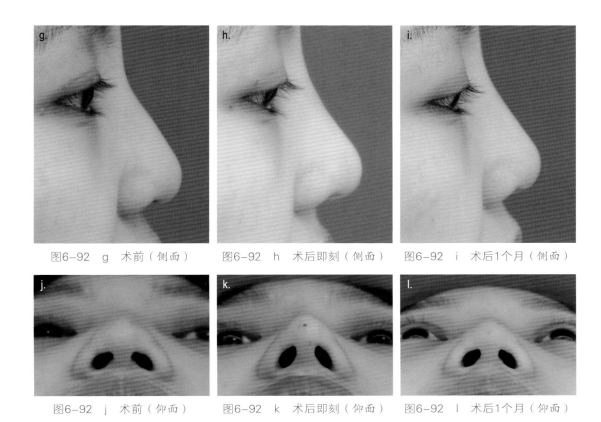

图6-92 g 术前（侧面）　图6-92 h 术后即刻（侧面）　图6-92 i 术后1个月（侧面）

图6-92 j 术前（仰面）　图6-92 k 术后即刻（仰面）　图6-92 l 术后1个月（仰面）

案例3

全脸打造后，手术室护士转行为咨询师（图6-93a～f）。

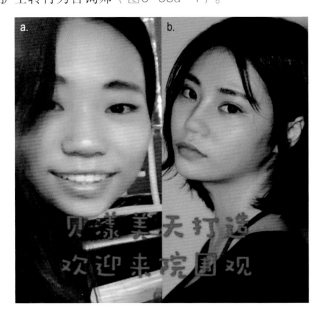

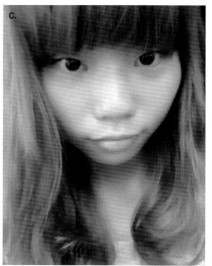
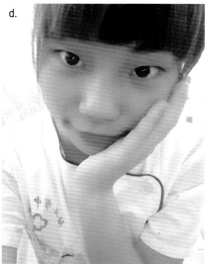
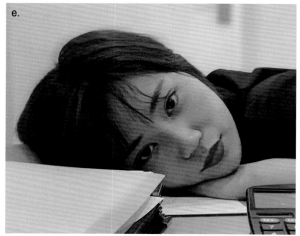
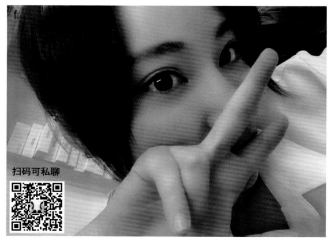

扫码可私聊

图6-93　a~f　综合改造的案例，又一位为本书"献身"　　a、c、d　术前；b、e、f　术后

小结——关于埋线隆鼻的争议最后想说的

写着写着，埋线隆鼻的内容居然占了如此大的篇幅，这倒是在预料之外，作为一个较新项目，难免会存在多方面的争议。

在前文中，作者已经从比较客观的角度，对比了其他几种隆鼻法，对埋线隆鼻的优劣性做了详细的分析，此处就不再重复了。

然在国内，各路专家们对埋线隆鼻持否定态度的居多，认为其并发症太多，效果持续并不长久，既不及传统全鼻整形手术来得持久，也不及玻尿酸注射隆鼻方便、快捷、安全，纯属"鸡肋"。

可若从另一个角度来看，患者以接受玻尿酸注射的心态，却可额外达到接近于以往大手术才能达到的外形效果，她们并不要求效果持久，只求迅速恢复，不影响日常生活与工作。患者有需求，且安全性比较可靠的话，这种新技术还是非常值得推广的。

作者认为，凡事没有绝对的好与坏，任何技术都有其优缺点，都存在难以避免的风险，风险往往与效果成正比，事实上传统全鼻整形手术的风险和手术操作难度均远在埋线隆鼻之上，却很少有人对这些传统手术表示异议，尤其是使用肋软骨的鼻部美容手术，近几年一度泛滥，实际危害更大。

对于一项新技术，若开始便墨守成规，存有抵触之心不乐意接受，那新技术就永远不可能得到发展。相反，在接受的基础上再抱有怀疑的态度，不断地发现问题，进一步改良，才能不断地前进。

鼻翼（★★★／联合内切口微创手术★★★★）

概述

鼻翼的线雕，其实应该属于一个微创手术，作者在掌握线雕技术之前，就已经开展这个术式了，使用的是普通的PGA可吸收缝合线，其原理是线结的环扣收缩（图6-94a～c）。单独使用这种方法，仅仅依靠线的结扎力使组织内收，虽然损伤小、操作简便、恢复期短，但是缺少了组织自体的瘢痕粘连，长久效果相对较差，故只能给予★★★。使用慢吸收的PLLA缝合线可以使术后效果更持久些。

而如果以传统的内切口缩鼻翼的微创手术为主，再联合使用线雕方法对鼻翼进一步收紧，使松解分离后的组织错位粘连，即可达到更长久的效果，故星级评分为★★★★。

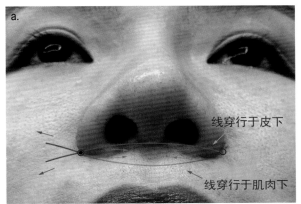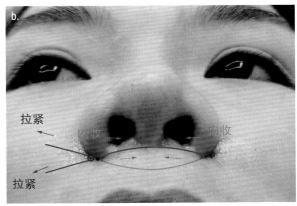

图6-94 a、b 利用线结的环收缩，带动组织将鼻翼缩小

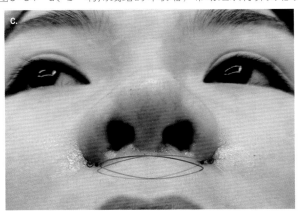

图6-94 c 做第2个环扣，可使收缩效果更牢固，力量更对称

图6-94 a～c 鼻翼埋线案例

普通可吸收线的操作方法

经典的内切口缩鼻翼术（图6-95a～e）

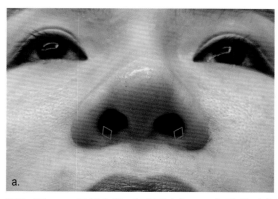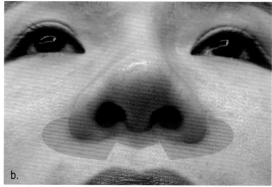

图6-95　a　双侧各做1个菱形小切口，切除菱形内的皮肤及肌肉；b　从菱形切口向下做钝性、锐性结合地分离，分离层次为肌肉下骨膜上的腔隙

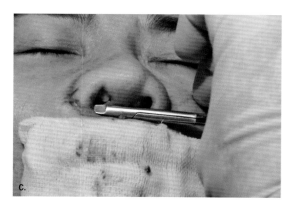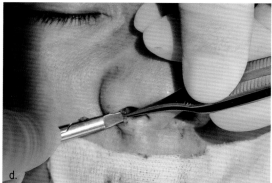

图6-95　c、d　分离操作中

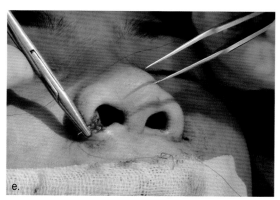

图6-95　e　用6-0可吸收线（PGA）肌肉对肌肉，皮肤对皮肤，分层缝合切口

图6-95　a～e　经典的内切口缩鼻翼术

环形埋线（图6-96a～t）

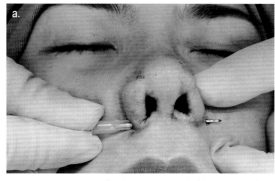

图6-96 a 直接使用20mL注射器原配针头（18G）当导引针使用，从一侧鼻翼缘进针后，紧贴骨膜做深层穿刺，从另一侧鼻翼缘穿出

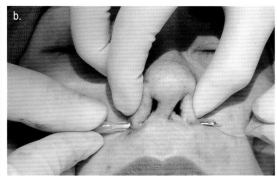

图6-96 b 3-0可吸收线（PGA）线头从导引针穿入，也可以用稍粗型号的线或PLLA线

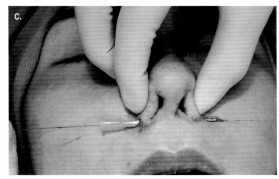

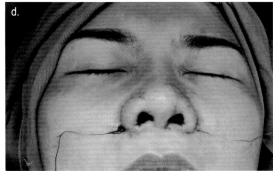

图6-96 c、d 线头从针尾穿出后，拔出导引针，即完成深层植入

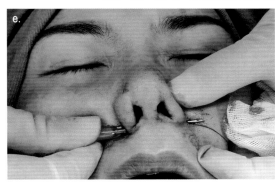

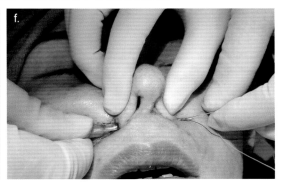

图6-96 e 导引针再次从一侧鼻翼缘进针后，紧贴皮下做浅层穿刺，从另一侧鼻翼缘穿出；f 再将线尾从导引针穿入

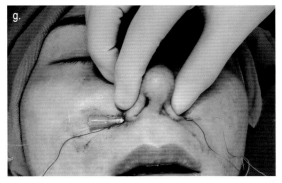

图6-96 g 线尾从针尾穿出

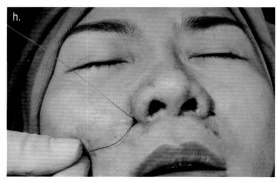
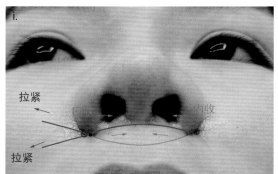

图6-96　h、i　拔出导引针，即完成浅层植入，打一活结，即形成第一个环扣

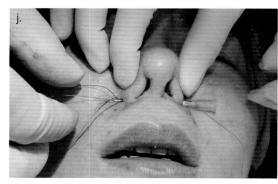
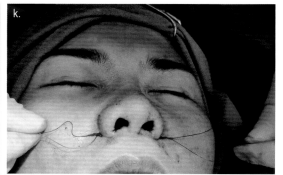

图6-96　j、k　以同样的方法，反向做第2个环扣

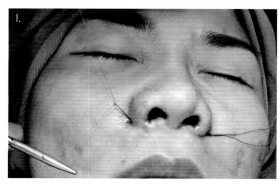
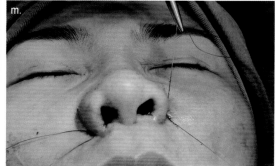

图6-96　l、m　双侧收紧活结，观察效果满意后再打成死结

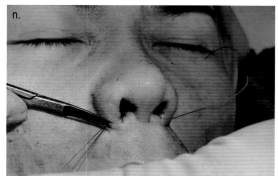
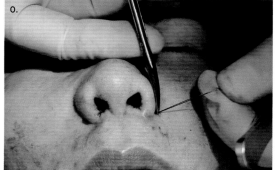

图6-96　n、o　贴根剪去多余的线头、线尾

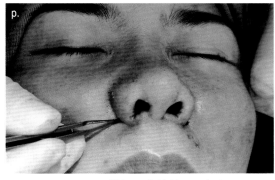

图6-96　p　用精细镊将线结顶入组织深层

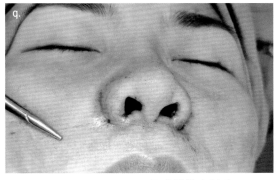

图6-96　q　用8-0尼龙线缝合针孔

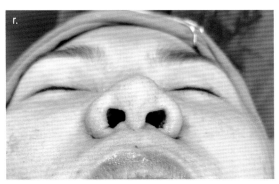

图6-96　r　微创手术与埋线环形结扎收紧操作完毕

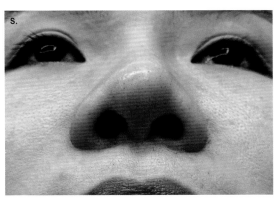

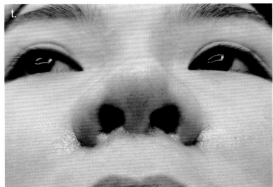

图6-96　s、t　术前与术后即刻的对比

图6-96　a~t　环形埋线法收鼻翼

"内向型"双向锯齿线的操作

这种方法的原理与上文的普通线环形埋线法完全相同，都是利用线体的环形收缩而牵拉组织收缩，得到鼻翼内收的力量。

所不同的是这种方法不用打结，直接利用双向锯齿线的倒钩进行固定，操作更加简单（图6-97a~f）。

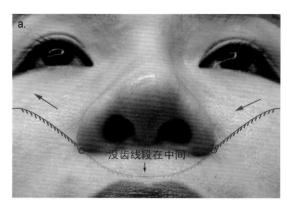

图6-97 a 利用导线针，先将线体导入到紧贴肌肉下的骨膜层，注意没齿的线段要位于正中位置

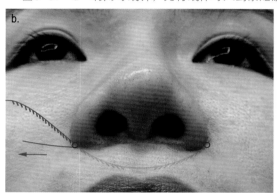

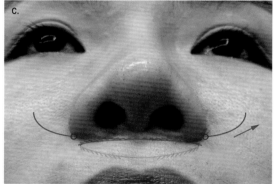

图6-97 b、c 再用导引针分别将线头与线尾从皮下向对侧进针孔导出

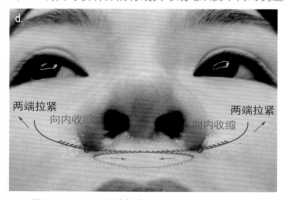

图6-97 d 两端拉紧，即可看到鼻翼缩小

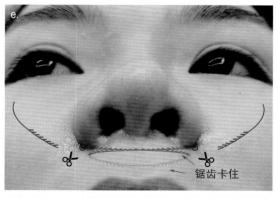

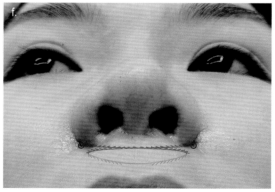

图6-97 e 牵拉到满意效果后，压紧皮肤使锯齿卡紧，贴根剪线

图6-97 f 按压绷紧皮肤，使线头、线尾缩入皮下，利用锯齿的钩挂，得到较为牢靠的固定效果。随着线的吸收，后期还会形成一定的瘢痕粘连，使效果维持时间更为长久

图6-97 a~f "内向型"双向锯齿线的操作。使用双针线操作，无须导引更加便利。

下面部

唇线的埋线法（平滑线★★★☆/锯齿线★★★）

概述

　　唇部除需要饱满外，上唇硬朗分明的唇线、勾勒出丘比特弓的外形是必不可少的美学标准（图6-98）。

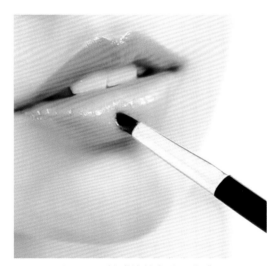

图6-98　性感的轮廓分明的嘴唇

　　唇部埋线有两种方法：一种是将平滑线当成固体填充物，使唇线微微凸起，增加其轮廓感；另一种方法是用"内向型"双向锯齿线（小V），在填充唇线的同时，再增加一个向内聚拢的收缩力。

平滑线的埋线法（★★★☆）

　　可利用平滑线代替玻尿酸进行唇线以及人中嵴的直接填充（图6-99，图6-100a～l）。每个隧道1～2根线，即可勾勒出较明显的唇形轮廓（图6-100e、f，图6-101a、b）。

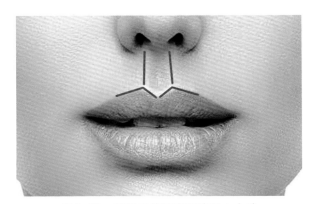

图6-99 用平滑线填充唇线和人中嵴

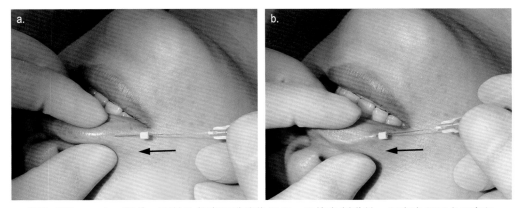

图6-100 a、b 评估一下针的长度和进线位置后，直接穿刺进针，于真皮深层水平穿行

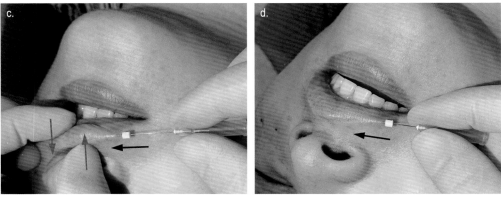

图6-100 c、d 针尖穿行至唇峰处时，辅助手将唇峰捏成直线，继续水平穿行，直至唇珠的中央

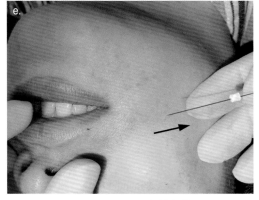

图6-100 e 出针留线

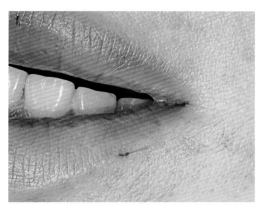
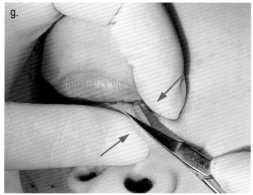

图6-100　f、g　因穿行距离较短，如有线尾冒出皮肤，辅助手捏紧后，贴根剪去线尾即可

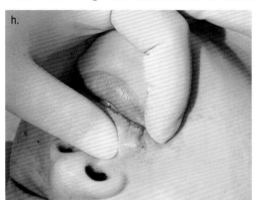
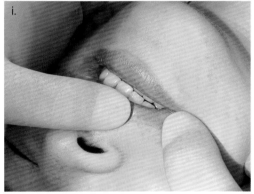

图6-100　h、i　展平皮肤，线尾即可自动回缩

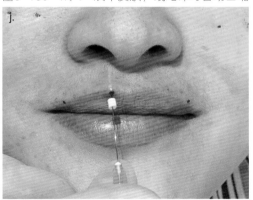

图6-100　j　同样的方法在人中嵴的真皮深层也植入一根线，然后对称地操作对侧

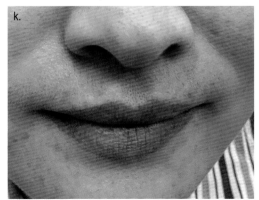
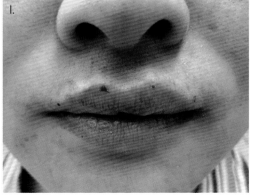

图6-100　k、l　术前（k）与术后即刻（l）对比，即可见唇线成形，当然也有即刻肿胀的因素

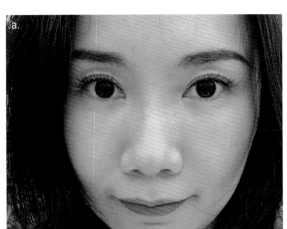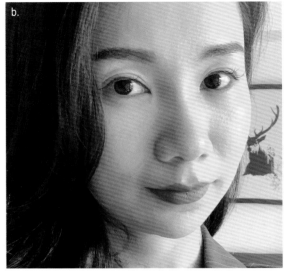

图6-101　a、b　另一个唇线与人中嵴埋线填充案例术前与术后对比

注意事项

（1）唇部血运发达，容易水肿，因此当植入线几分钟后，唇线可能显得过于明显，这并非线的直接填充效果，而是由于即刻肿胀引起的，数日后即可消退，真正的填充效果要在1个月左右瘢痕增生期时才能观察得到。

（2）线体吸收过程中引起的瘢痕增生，才是起到最长久填充效果的主要因素，但是由于人与人之间的个体差异极大，瘢痕增生程度各不相同，而唇部的皮肤较薄，稍有增生就会有比较明显的凸起，而且凸起的程度有时很难把控，过度的增生可能会导致触感生硬，外形不佳，且很难通过其他方法进行调控软化，存在一定风险，所以作者在操作时切记：宁少勿多，不够再补。少了可以再补，多了则很难处理，宁可效果稍差，也不要一次植入太多。一般建议唇部埋线一个位置（图6-100所标记的4条线代表4个位置）植入1~2根线即可，人中嵴埋线不要超过3根。

（3）一般无须整条唇线埋线，只要对中间1/2的区域植入即可，这样的唇型中间微微上翘，更显活泼可爱。更多唇部的美学标准的论述，可参考作者主译的白书**《玻尿酸注射手册》**。

"内向型"双向锯齿线埋线法（★★★）

这是悦升线特有的一种方法，使用的是内部称之为**"博卡线"**的专门型号，其实就是一根特制的"内向型"双向锯齿线，利用双向倒钩使上唇往中间聚拢（图6-102）。

操作依然是用导引针穿刺后（图6-103a、b），将线导入（图6-103c），抽针，注意无齿的部分要在唇珠的中央，两端轻轻拉紧，收拢至效果满意，剪去多余线头即可，可同时得到增加唇线立体感，以及让唇往中间聚拢的效果（图6-103d）。这种方法效果还是比较显著的，只是由于唇部的动作极多，且较为敏感，因此有不少患者早期的不适感较强，故影响了其星级评分★★★。

在中面部口角的外上方用小V线做逆向V形埋线，效果虽不及传统的手术，安全却远远胜之，只要在口角边缘增加一道提升的力量，即可使口角微微上扬，外下方稍增加几根线还可以同时改善下唇沟的（图6-106）。

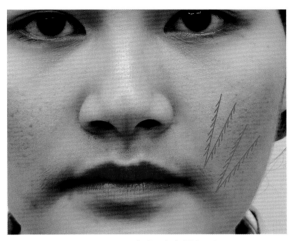

图6-106　口角提升布线设计图

单纯使用肉毒素及玻尿酸提口角，因人与人之间个体差异较大，效果因人而异，且很难进行术前评估，效果较好时可达★★★标准，效果差时，只能给予★★（图6-107a、b），都不及埋线的提升效果好。但这两个操作用药量少，副作用小，在线雕操作后，叠加使用，聊胜于无。

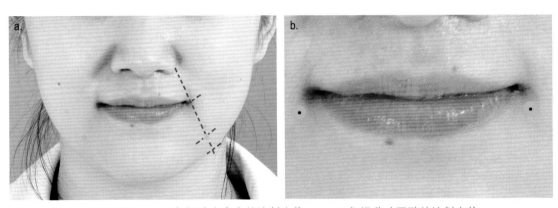

图6-107　a　口角提升肉毒素的注射点位；b　口角提升玻尿酸的注射点位

操作方法

详见前文面部综合埋线内容（详见166页）。

颏部的埋线（单独埋线★★★／联合肉毒素★★★☆／联合肉毒素＋玻尿酸★★★★☆）

概述

有些患者由于先天性上颌前凸，闭嘴较常人要困难，故颏肌习惯性地处于绷紧状态，从而使得下颏不够前凸（图6-108a、b）。

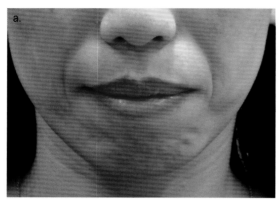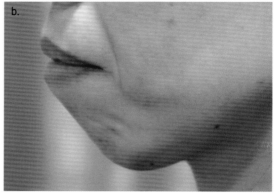

图6-108　a、b　严重下颏后缩患者闭嘴状态，颏肌绷紧

　　像这种患者，其根本原因是下颌骨的发育不良，因此补充组织量的缺失才是治疗的首选。严重的需要使用假体植入★★★★★；缺失不是太多，玻尿酸填充就能改善满意★★★★；组织量缺失不大，单纯是习惯性的肌肉紧绷而显得下颏不够前凸的，单独使用肉毒素★★★，放松一下紧绷的颏肌，效果就可满意（图6-109a、b）。

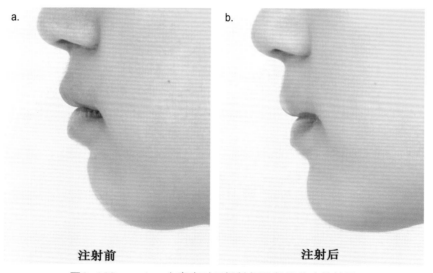

注射前　　　　　　　　　　　　　　注射后

图6-109　a、b　肉毒素对习惯性颏肌紧绷的改善效果

　　无论是假体植入手术，还是玻尿酸的注射，在联合肉毒素放松颏肌后，都可以在外观上增加下颏的前凸度，可以减少假体或玻尿酸的位移。

　　所以假体+肉毒素，或假体+玻尿酸的组合对下颏形态的改善已经很让人满意了，所以作者个人感觉埋线对于下颏塑形，似乎有些"鸡肋"。

　　和肉毒素一样，埋线的原理也是作用于颏肌。不同的是，肉毒素松解后，可使颏肌保持放松状态，得到一个稍前凸的下颏外观；埋线则是强行使用线体，将颏肌环形结扎而导致形变，从而使下颏的前凸更为明显（图6-110a、b）。

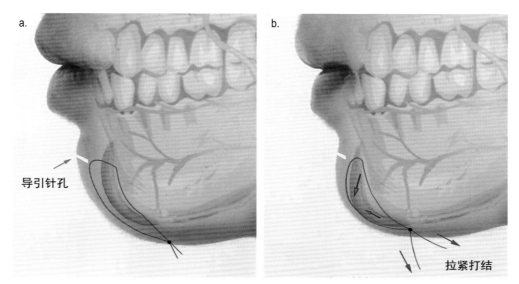

图6-110 a、b 线雕收紧颏肌示意图

操作方法

操作方法并不难，在皮下和骨膜上充分剥离后，使用导引针深浅穿行，得到一个线环，再打结收紧到外观满意即可，与上文所述鼻翼收缩的埋线法类似，读者可参考121页。

注意事项

（1）由于颏肌力量较为强大，建议使用3-0或再稍粗一点的线，吸收较慢的PLLA线优先。

（2）不建议单独进行线雕，务必要与肉毒素联合使用，以减小颏肌的收缩力，根据实际情况，在7~10天后补充适量的玻尿酸，效果更佳。

下颌缘的埋线（★★★★ / 联合吸脂和肉毒素注射★★★★★）

概述

清晰的下颌缘线是面部重要的美学标志之一（图6-111），下颌缘线随着年龄的增长而下垂，或肥胖可使下颌缘线变得模糊。

有些患者需要一个更加明显的下颌缘轮廓线，则可使用大V线进行下颌缘的提升，若配合局部吸脂，则效果更佳，即便患者并无过多的脂肪，刮吸几下形成皮下的创面，再用线拉紧，后期形成更多的瘢痕粘连，可使矫正效果更好、更持久。

术前设计

一般在耳垂下缘进针，顺着下颌骨边缘进2~5根大V锯齿线即可（图6-112a、b），与中面部的大V线埋线方法操作完全相同，既可使用多向锯齿线直接挂紧，也可使用双向锯齿线固定悬吊，或单向锯齿线打结悬吊固定。

由于下颌缘需要比较大的拉力来收紧，作者比较建议用悬吊流的打结方法来操作。必要时再配合小V线逆向进针法补充，效果极佳（图6-112b）。

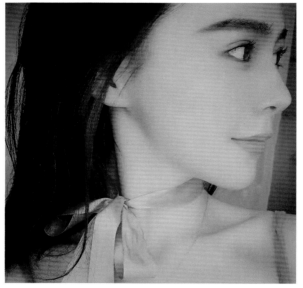

图6-111　清晰的下颌缘线带来的骨感美

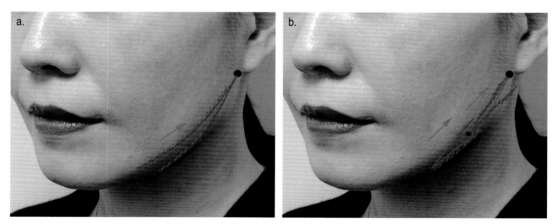

图6-112　a　下颌缘提升布线图；b　在大V线的基础上，以逆向反折法补充几根小V线效果更佳

操作方法

下颌缘提升常与双下颌埋线一并操作，详见下文双下颌埋线操作方法3（详见243页）。

双下颌的埋线（单纯线雕★★★☆/配合抽脂★★★★★）

概述

因肥胖或年龄增大，常会形成的双下颌外观（图6-113）是困扰很多人的问题。

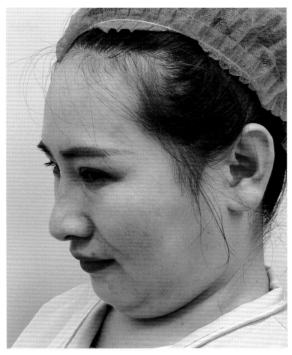

图6-113　双下颌

线雕治疗双下颌的原理就像系鞋带一样，一拉即紧（图6-114a、b）。

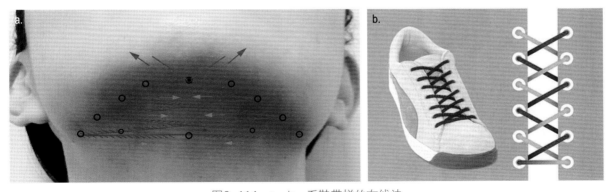

图6-114　a、b　系鞋带样的布线法

　　过多的脂肪是形成双下颌外观的首要因素，其次才是组织的松垂，且过多的脂肪会影响线的收紧，因此努力减少双下颌区域的脂肪，是必不可少的操作，最常见的是抽脂和溶脂。

　　相比于疗程漫长、效果未必可靠、安全系数存在疑问的且没有批文的溶脂针产品，抽脂手术（★★★★）更加直截了当（图6-115a～c），效果立竿见影，再联合埋线提升★★★☆，是目前作者所发现的治疗双下颌的最佳方法（★★★★★）。

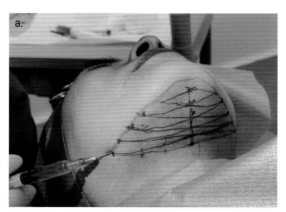

图6-115　a　抽脂埋线前注射"蓝色妖姬"，注意观察系鞋带样的设计线

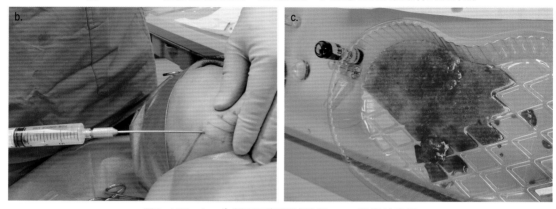

图6-115　b　先行双下颌区域抽脂；c　抽出的脂肪

操作方法1（悦升线）

作者最早见识到这种系鞋带样的收双下颌操作法来自于悦升线，他们有一款专门的双下颌线，为特殊的三棱锐针，线固定在针的中间，呈T形，双向有尖头（图6-116a、b），方便在下颌区来回穿梭，线体为"内向型"双向锯齿线。

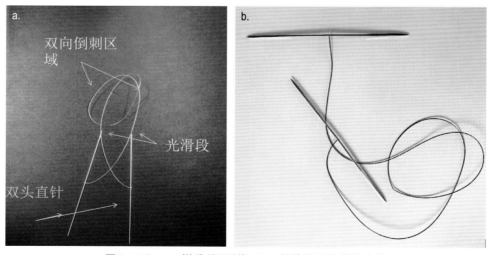

图6-116　a　悦升的T形线；b　其他厂家的仿照产品

将线等分成两段，没齿部分在A点，两根针都从A点进针，分别按$A \rightarrow B_1 \rightarrow C_1 \rightarrow D_2 \rightarrow E_1 \rightarrow F_2 \rightarrow G$，$A \rightarrow B_2 \rightarrow C_2 \rightarrow D_1 \rightarrow E_2 \rightarrow F_1 \rightarrow G$的方向穿行，至G点处汇合拉紧打结（图6-117a~i）。

由于直接从$B_1 \rightarrow D_2$的距离过长，针的长度难以直接穿刺，所以在这两点之间增加C_1点，起到中转作用。

T形线有的一端有两个针尖，方便来回梭形穿刺。当其中一个针尖穿出皮肤后，将整根针拉出大半，另一个针尖直接在体内转向，即可直接向另一个方向穿刺（图6-117c、d），操作比较方便，这就是T形线的设计目的。

如果没有T形线，可用导引针来回穿刺代替，也一样可以完成这个操作。

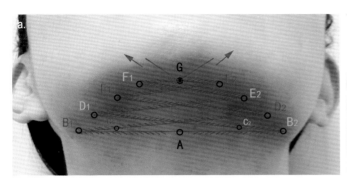

图6-117　a　穿线的方向

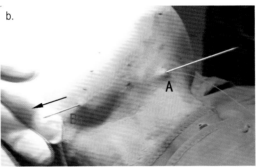

图6-117　b　从A点进B_1点出

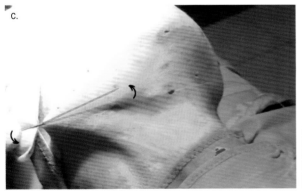

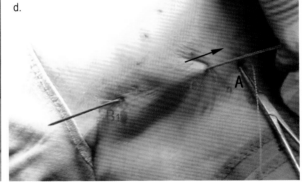

图6-117　c、d　一个针尖从B_1点穿出皮肤后，另一个针尖直接在体内转向后反向穿刺，从C_1点穿出

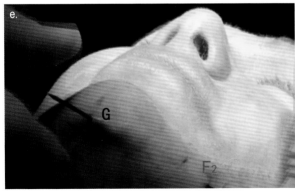

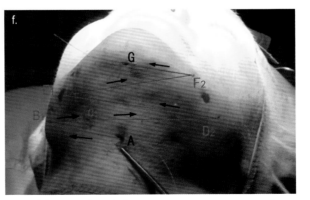

图6-117　e　如此循环，最后从F_2点至G点穿出；f　一根针穿刺完后的线的走向$A \rightarrow B_1 \rightarrow C_1 \rightarrow D_2 \rightarrow E_1 \rightarrow F_2 \rightarrow G$

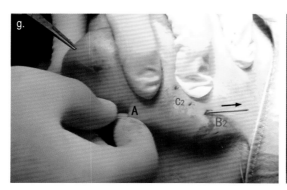
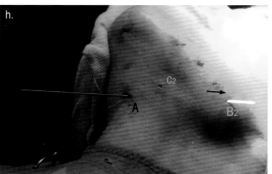

图6-117　g、h　同样的方法穿刺另一根针，走向为A→B₂→C₂→D₁→E₂→F₁→G

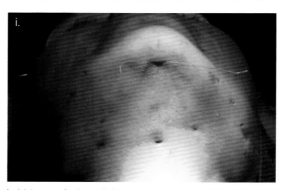

图6-117　i　两根针全部穿刺完后，拉紧观察效果满意后打结固定，剪去多余线头，将线结埋于皮下深层

图6-117　a～i　悦升T形线收紧双下颌的使用方法（该案例源自悦升线对外公开的视频资料）

注意

如果患者下颌松垂比较严重，或线比较长有冗余，可适当增加1～2个来回。

同样的方法可以用来收紧上臂赘肉（即"蝙蝠袖"）。

操作方法2（快翎线）

由于悦升线的三棱针操作起来看着让人惊悚，我国的医生很难做到像意大利的阿卡多教授那般豪迈大气的操作。

作者也觉得这三棱针的操作过于粗犷，而这种收双下颌的理念又特别先进可行，故在明白其原理的基础上，在此技术上进行了改动，某一天在外出旅行的长途大巴上突然灵感爆发，将埋线双眼皮的技术（埋线双眼皮的操作可见作者编著的《眼整形秘籍》一书）与快翎线结合在一起，发明了这项操作方法。

待旅行结束回深圳后，就迫不及待，将我院客服主管的双下颌问题给解决了（图6-115a～c，6-118a～u）。

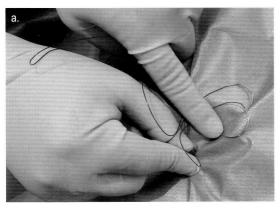 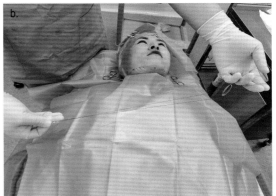

图6-118　a、b　所使用的快翎线，也是"内向型"双向锯齿线，保留原配的弯针头直接操作

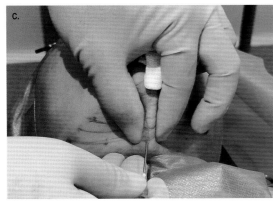 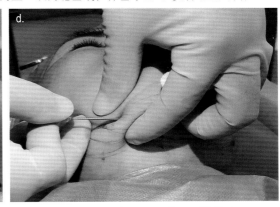

图6-118　c、d　用20mL注射器原配针头（18G），穿刺出入口、出口和周边的"鞋带孔"

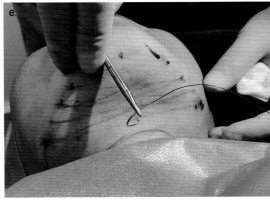 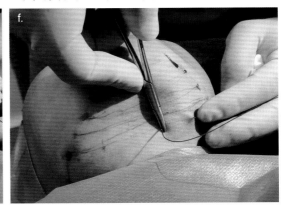

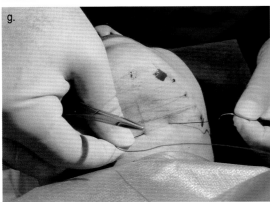 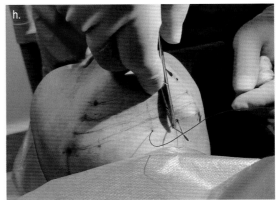

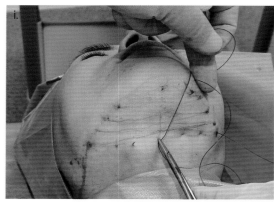 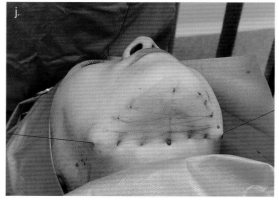

图6-118　e~j　从中间孔进入，向两边埋线，操作方法同埋线双眼皮，理论上讲应该挂住真皮层与颈阔肌，但颈部的解剖结构复杂，且操作有风险，颈阔肌又很薄，难以非常精确地控制穿刺层次，故实际操作时只要挂入皮下深层即可

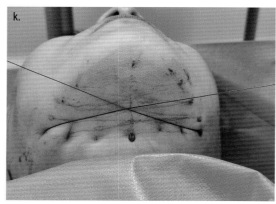 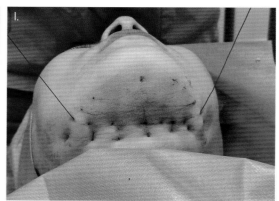

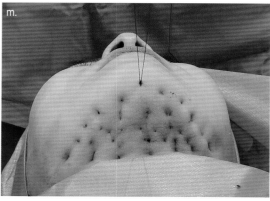

图6-118　k~m　用同样的手法继续埋线，至整个"鞋带"穿完

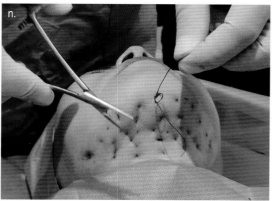 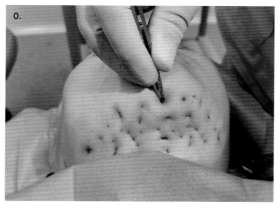

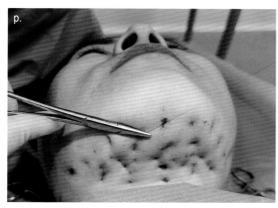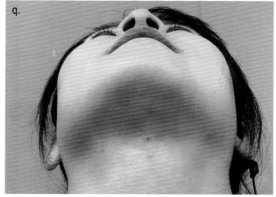

图6-118　n~p　提升线，打结后植入深层，再用8-0尼龙线缝合表皮1针，术后即刻针眼凹凸不平比较严重；q　3个月后就非常平整了

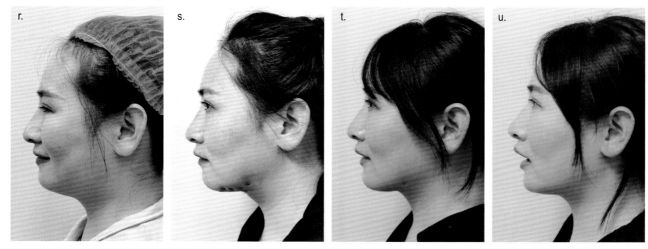

图6-118　r　术前；s　术后即刻；t　术后2个月；u　术后半年，除双下颌得到改善外，下颌缘线条也变得更加清晰

图6-118　a~u　双下颌快翎线埋线案例

注意

　　在这个治疗方法中，抽脂是主要的治疗手段（约70%效果），线雕只是辅助（约30%效果），通过线的锯齿，将抽脂完后的空腔拉拢收紧，然后产生持久的粘连，故治疗效果极佳。

　　快翎线较粗、较硬，虽然收紧效果好，但治疗早期，患者下颌部位会出现明显的凹凸不平，由于位置相对隐蔽，故部分患者并不介意有这一副作用，但有部分患者难以接受这个恢复期，故可以改用普通的3-0可吸收线（PGA线）来代替快翎线，也能达到较好的治疗效果。

操作方法3（大V+小V，正、逆结合，SKY-N法）

　　虽然上述两种方法的远期效果都很理想，但是悦升线的T形针较为粗大，很多医生心生畏惧，而快翎线的连续缝合法，在术后早期下颌部位凹凸不平较为明显，有些患者不易接受。

　　所以这里再介绍第3种方法，可以使用大V线+小V线联合治疗（图6-119a~n），虽然术后效果比起上面的两种连续埋线法略有不及，但患者的恢复过程则会快很多，符合等价交换原则！

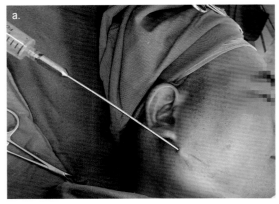

图6-119　a　下颌缘及双下颌区域吸脂

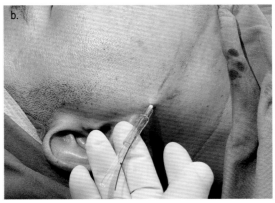

图6-119　b　植入正向大V线

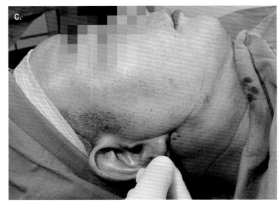

图6-119　c、d　植入多根线后拉紧的效果（该案例使用了3根线，可根据患者的不同情况酌情增减）

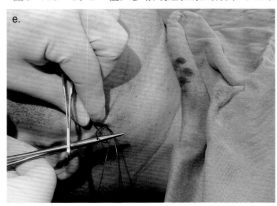

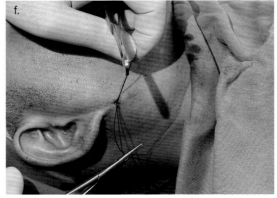

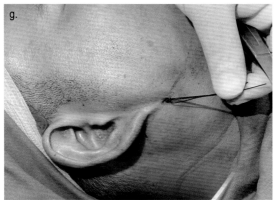

图6-119　e～g　将其中1根线尾与另2根线尾打结，是悬吊流的经典操作方法

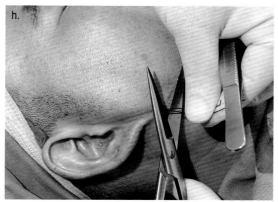

图6-119 h 贴根剪去多余线尾

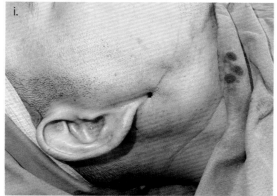

图6-119 i 线头较大，留在皮外

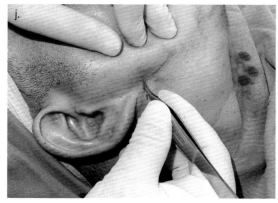

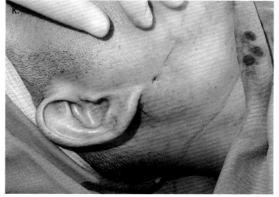

图6-119 j、k用镊子将线结推入皮下深层，由于针孔较大，最好用8-0尼龙线缝合1针

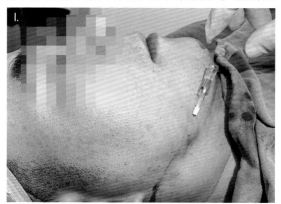

图6-119 l 小V线逆向V形植入，数量不限，满意为止

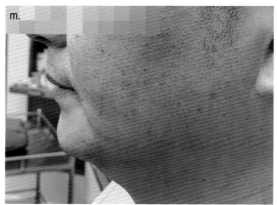

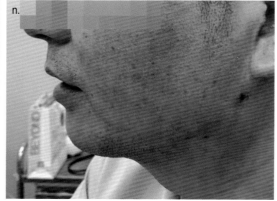

图6-119 m、n 术后即刻对比，相较前一种方法效果稍弱，但患者表面的平整度更高，更容易被接受

图6-119 a~n 大V+小V，SKY-N法正逆结合操作案例

乳房的埋线（悦升线★★★★ / 平滑线刺猬流★★）

概述

上帝是公平的，漂亮的乳房保持期往往很短，年轻时一对丰满漂亮的乳房在生产完哺乳后，或随着年龄的增大，往往会对抗不了重力的作用而下垂。相反，年轻时容量较小的乳房，保持期则更为长久。正因为小，所以牛顿也无能为力。

下垂的乳房都是有资本的，乳房净重，应该是面部所有表情肌净重的数十倍，甚至更多。很难想象，用细细的PDO线上面那些小小的锯齿，就能将硕大的、下垂的乳房长期悬吊起来。如果对这个重量和线的粗细没概念，可去菜市场看一下，要挂起500g重的猪肉，要多粗的钩就可以了（图6-120）。

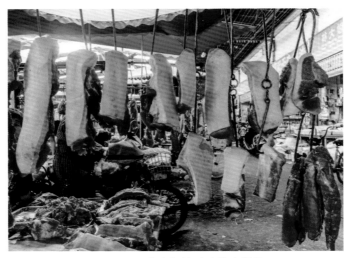

图6-120　菜市场挂猪肉的大铁钩

以前作者见有"黑针会"强行使用大量的锯齿线将乳房悬吊起来，由于重力的持续影响，维持时间并不长久，且锯齿强行牵拉的疼痛也让大多数人难以忍受，往往需要借助内衣的支撑，才能缓解疼痛，脱去内衣后，在重力的影响下，乳房下垂，即出现剧烈的拉扯痛。后期则脱钩，几乎没什么效果。

故严重的乳房下垂，还是需要通过手术来解决，指望着靠几根线来悬吊，是不切实际的想法（图6-121a～c）。

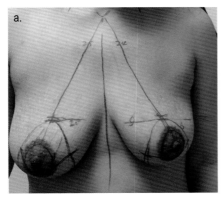 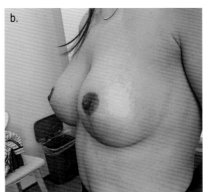 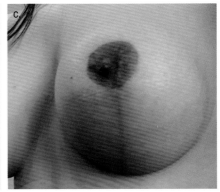

图6-121　a～c　乳房悬吊手术的效果（倒T法，本案例由肖建华老师提供）

悦升线的布线原理

悦升线的发明人，意大利的阿卡多教授对乳房的埋线悬吊方法做了改进，是作者目前所见到的最为先进的埋线方法（图6-122）。

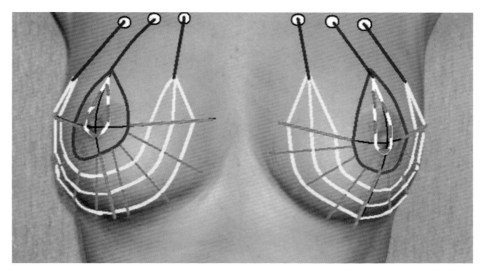

图6-122 悦升线厂家培训资料中原版的乳房悬吊设计示意图

直接看这图可能让人难以理解，用"东厂"思维拆解了就比较容易理解了，与传统方法不同的是，这种方法非单纯使用线的倒钩将乳房向上提拉，而是综合了3道力量：

第1道力量

线体的环形结扎力，由于环扣下缘的组织活动度远比上缘的要大，所以当环扣收紧后，下缘的组织即随着线的收紧而向上提拉，达到将下垂的乳房提升的效果（图6-123a）。

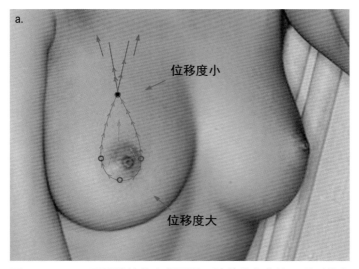

图6-123 a 环形线结扎上提原理，随着线体收缩，受到的力虽然相等，但位移度大的组织会向位移度小的组织移动，即可得到一个上提的拉力

同样原理，在外圈增加几道线，除了得到更多股上提的拉力外，还能将乳房松散的组织聚拢（图6-123b）。

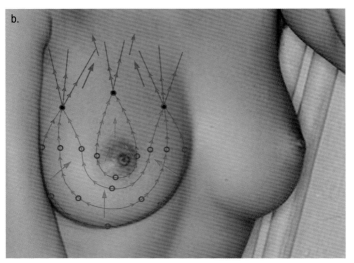

图6-123　b　增加几道环形线，打结收紧后可得到更多股上提的拉力，以及额外的内聚力

第2道力量

从上方第2肋导引下来两股线，与下方环形的线打结连接，提供一个向上悬吊的提拉力（图6-123c）。

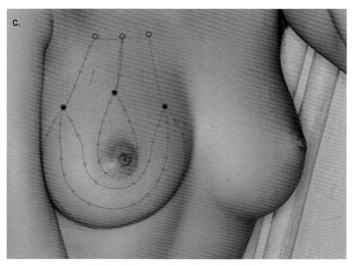

图6-123　c　来自上方的悬吊力

第3道力量

轮辐样地增加8~10根双向锯齿线，进一步增加内收的力量（图6-123d）。

这种靠线体收缩而形成的提升力远强于单纯靠锯齿的拉力，还能减少锯齿线患者的牵拉痛苦。

无论是早期依靠线体，还是远期依靠线体刺激的瘢痕增生，都可以给乳房一个内聚上提的效果，代替了部分乳房悬韧带的功能。

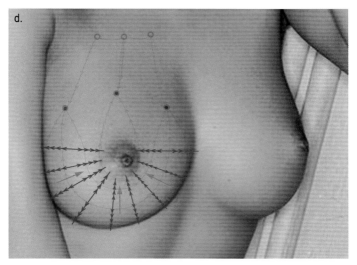

图6-123　d　轮辐样植入"内向型"双向锯齿线，得到更多向内聚拢的力量

观看阿卡多教授分享的一些案例，虽然早期形态不佳，局部凹凸不平严重，但远期的术后效果大多还是较好的。

作者个人认为，使用这种方法务必选好适应证，此法比较适合于轻、中度下垂，组织松垮的患者，此时的效果可达★★★★。而对于过大、过重而下垂的以及皮肤极其松弛的乳房，效果就并不尽如人意了。

这种方法的恢复期相比其他部位的线雕更久一些，事先务必向患者说明。**等价交换原则**，毕竟乳房的重量远大于面部所有肌肉的总和，要将下垂的乳房提起，所要付出的代价，肯定要大得多。

操作方法

第1道力量

使用悦升线专门的乳房套装，先用双针线，通过中继点，穿刺完第一组线，形成环形埋线（图6-124a～k）。

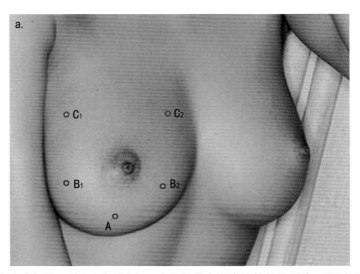

图6-124　a　进针点事先打孔，从A点穿到C点，由于是带有弧度的较长的埋线，所以需要增加B点为中继点

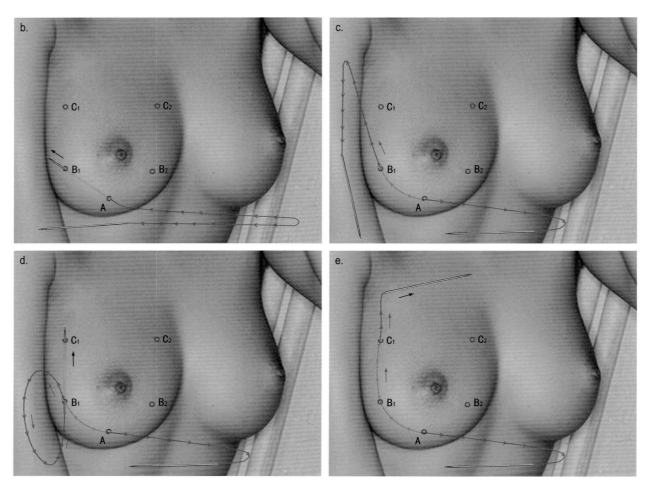

图6-124　b～e　从A点，经B₁点中继，穿到C₁点

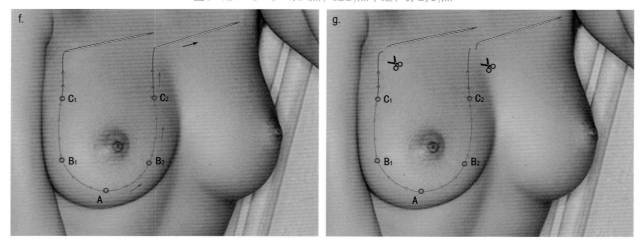

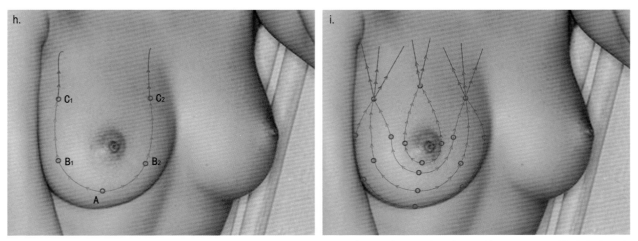

图6-124 f~h 同样的方法从A点，经B₂点中继，穿到C₂点，完成第一个环，剪去针头后待用；i 用同样的方法，完成其他几个环的操作，一般单侧需要3~4个环

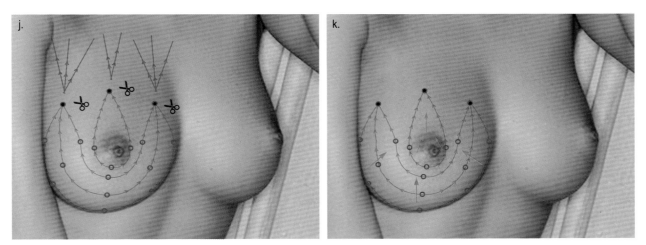

图6-124 j 打结后，贴根剪掉线头；k 将线结塞入皮下深层，即完成环形埋线，得到较为强大的内收力和一定的上提力

第2道力量

如果需要增加第2道悬吊力，则打完结后，保留其中的一个线头，再从第2肋的皮下导引下来第2组线（图6-125a~i）。

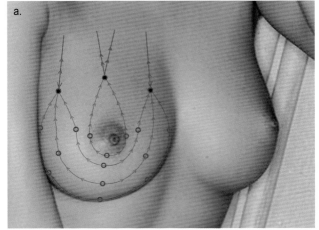

图6-125 a 第1组线打完结后，每个出针孔保留至少1个线头，稍后打结备用

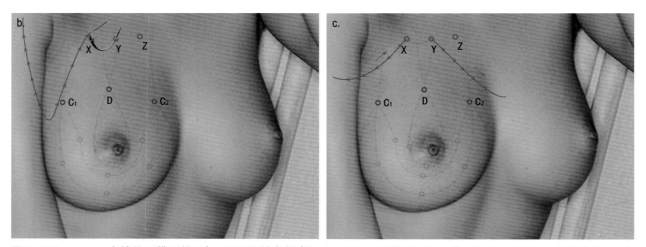

图6-125　b、c　在锁骨下摸到第2肋，用开孔针穿刺出X、Y、Z点，使用导引钩，将1根"内向型"双向锯齿线自X点导入，穿行至肌肉深层后，再从Y点穿出，理论上讲，这根线中间无锯齿的部分应该紧贴骨膜，以形成牢固的固定点

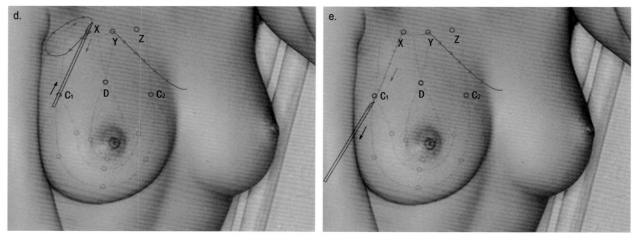

图6-125　d、e　用导引针，将线的一端自X点穿入，穿行于皮下深层，自C₁点穿出

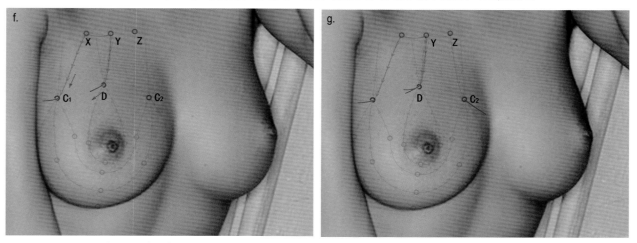

图6-125　f　用同样的方法，将线的另一端，自Y点穿入，D点穿出，完成一根悬吊线的植入；g　再用同样的方法，完成另一根悬吊线的植入

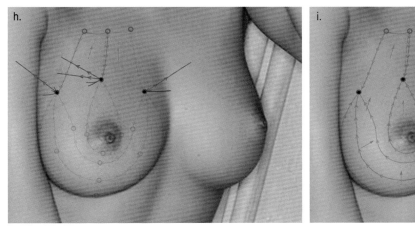
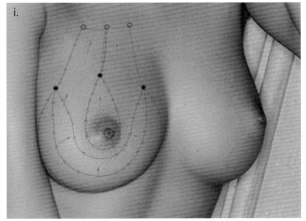

图6-125 h 与第1组准备好待用的线头打结；i 贴根剪掉后，即第2组线与第1组线连接，得到较为强大的悬吊力，使乳房进一步提升

第3道力量

用导引针，将短线轮辐样排列植入，一般为8～10根，收紧后贴根剪掉，即可得到一组向内聚拢的力量（图6-126）。

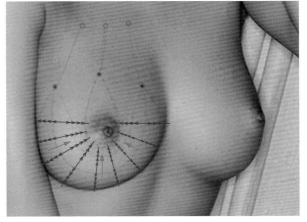

图6-126 "内向型"双向锯齿短线轮辐样排列，收紧后得到向内聚拢的力量

因为环形收拢后，会影响乳房的形态，影响轮辐样进线，因此在临床操作中，一般会先按轮辐样将导引针先穿好（图6-127a），但不急于收紧固定。待环形线和悬吊线植入后，3组线一起收紧，调节力度，至效果满意（图6-127b、c），必要时可摇起手术床坐位观察提升效果。

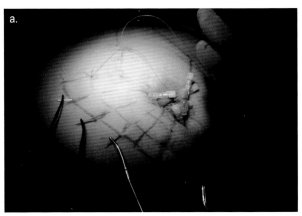

图6-127 a 术中先轮辐样穿好导引针

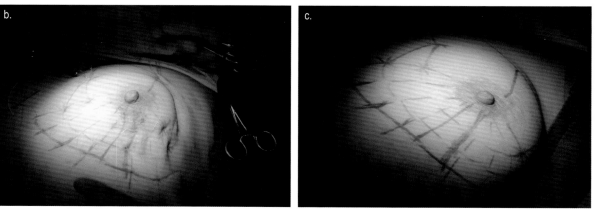

图6-127　b　术中收紧；c　与术前对比，可见明显的收拢效果

术后用胶布贴住进针孔（图6-128a），绷带固定（图6-128b），稍加压包扎至少1周。

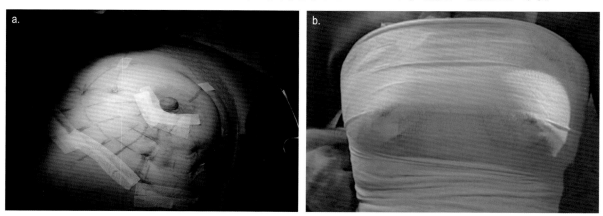

图6-128　a、b　术后包扎固定

这种方法的创始人阿卡多教授的很多案例，效果还是很让人满意的（图6-129a、b）。

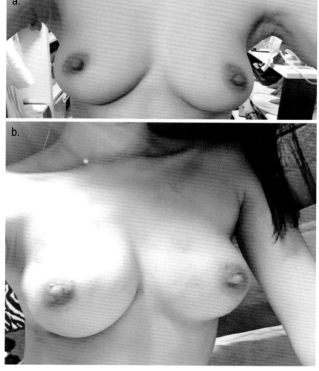

图6-129　a、b　对比效果（阿卡多教授案例）

平滑线刺猬流

前几年，"黑针会"上曾流行一时的密密麻麻的平滑线埋线法（图6-130a），甚是壮观，但这种方法对于乳房的提升，几乎没有什么实质的效果。

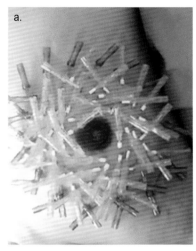 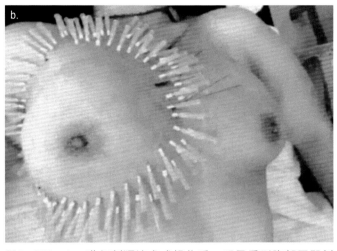

图6-130 a 很有艺术感的胸部的平滑线埋线　　图6-130 b 进行刺猬流术式操作后，明显看到胸部因即刻肿胀而丰满，与另一侧对比明显

由于早期肿胀，这种方法在术后的即刻，临时增大乳房的体积，确实有显著疗效（图6-130b），但这只不过是临时水肿所形成的肿大而已，即便不埋线，单纯用普通锐针对着乳房胡乱穿刺几百下，也必定会看到肿大效果。

只是消肿之后，增大效果就微忽其微了！

等价交换原则，要想让乳房变大，就得有实实在在的东西进去，可以是假体，也可以是脂肪或玻尿酸。乳房不可能凭空增大，而仅凭这几百根细线，全部汇总到一起，至多也只有拇指大小那么一团，至多一个小号纤维瘤的体积，这一点点东西，进入到了乳房中，完全可忽略不计。

这种方法并不能使乳房增大，仅可对乳房的皮肤有一定的紧致效果，对于哺乳后乳腺萎缩，乳房皮肤缺乏弹性的患者，还是有一定的疗效。

只不过，想看到明显的效果，一侧至少需要植入300～500根线，这个付出与收获，明显不成正比，故作者给予的评级为★★。

现在这种方法已经逐渐被市场淘汰，即便是"黑针会"，也罕有见宣传和使用了。

私密埋线

概述

私密整形是近几年比较火的项目，越来越多的女性，尤其是多次产后的女性，对性生活的和谐更加重视，对阴道紧缩的需求与日俱增（图6-131a、b）。传统的阴道紧缩术创伤大、恢复慢，玻尿酸注射以及脂肪填充有栓塞风险，甚至可危及生命。而线雕安全性相对较高，效果也明显可靠，故这几年渐呈火爆的趋势。

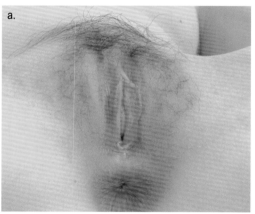
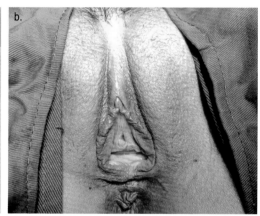

图6-131　a、b　紧致的与松弛的女性阴部对比

相比传统的手术方法，线雕操作更简单、安全系数高、恢复快，是一个很不错的选择。

倒是与传统的惯性思维不同，埋线紧致阴道并非环绕阴道口一圈进行埋线（图6-132a），而是在阴道口下缘，即6点钟位置方位，进行收紧，从而达到紧致阴道口的效果（图6-132b）。

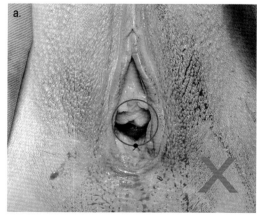
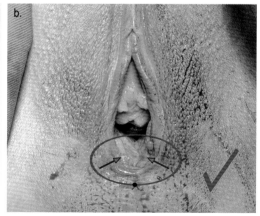

图6-132　a　曾经想当然地以为是环绕阴道1圈；b　实际上是从6点钟位置，进行环形收缩

这个治疗同时还能收紧提肛肌（图6-133a、b），对某些女性产后因提肛肌松弛，而引起的习惯性尿失禁，也有一定的治疗效果。

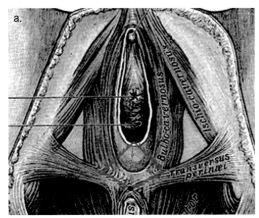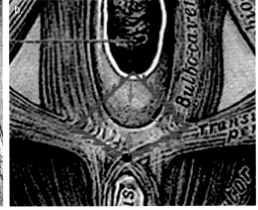

图6-133　a　阴道紧缩的原理；b　局部放大

阴道口紧致（悦升私密★★★★）

作者最早接触的私密埋线，用的是悦升线的方法。有专门的私密套装，为双针线，使用时需要先用血管钳将直针夹弯，否则不太方便穿刺（图6-134a、b）。

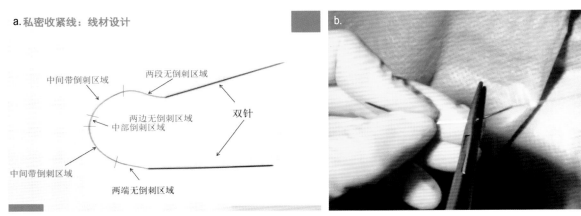

图6-134　a　悦升私密线；b　使用前，先用血管钳将两端直针都夹成弯针

操作方法（悦升线）

1. 术前准备（图135a~c）

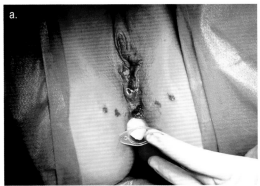

图6-135　a　肛门内塞入5mL注射器并缝合固定，以防止埋线操作时误伤直肠

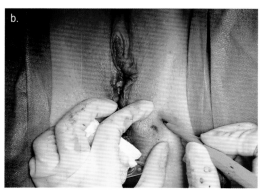
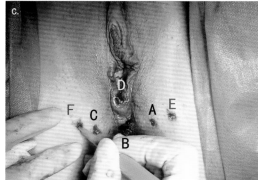

图6-135　b、c　使用悦升线专用打孔器，预先在进针点钻孔，以更方便进针穿线（作者平时更习惯使用20mL注射器自带的18G针头来开孔）

2. 做第一个环ABCD（图135d～l）

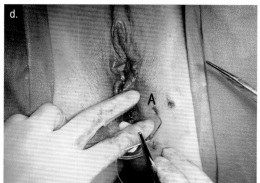
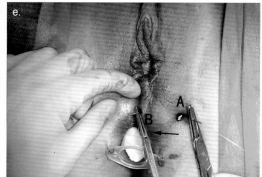
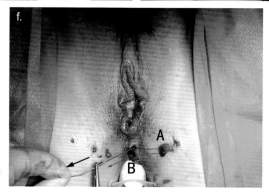

图6-135　d～f　从阴道口左下方A点进针，下方B点出针

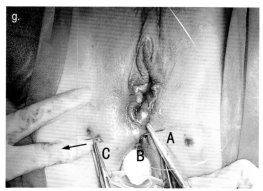
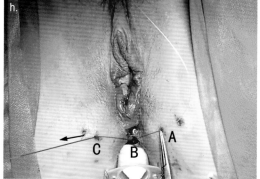

图6-135　g、h　再重新从B点穿入，至右侧的C点出针

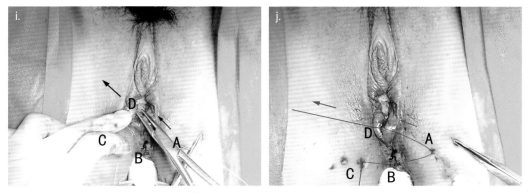

图6-135　i、j　另一端的针从A点进针，至阴道口后壁黏膜处D点出针

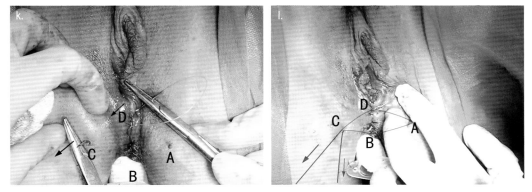

图6-135　k、l　再从D点穿入，C点出针，稍拉紧线待用，第一个环形已成形

3. 做第二个环BFDE（图135m～q）

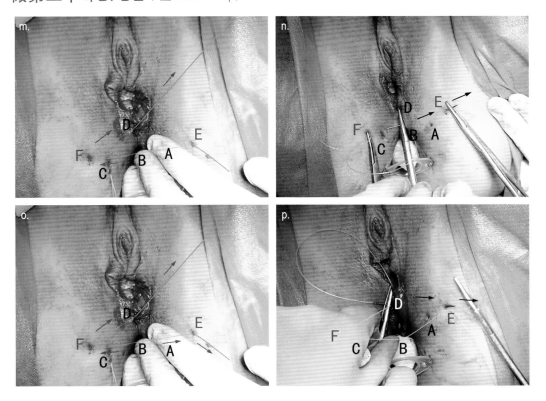

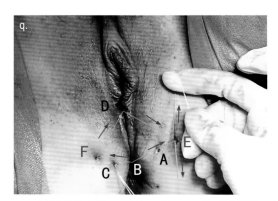

图6-135　m～q　用同样的方法，再做一道BFDE的环形埋线，加强收缩效果

4.打结收尾（图135r～w）

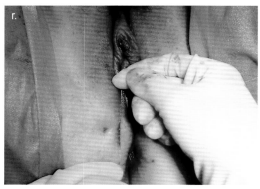

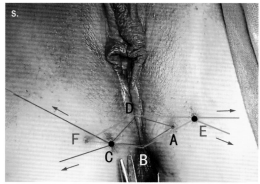

图6-135　r、s　拉紧线头，收紧至合适的松紧度，再打结固定，双侧操作方法相同，这个"合适"因人而异，与操作医生的经验手感密切相关，而无法进行统一描述

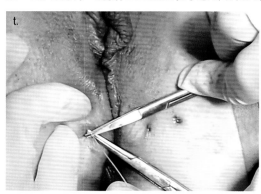

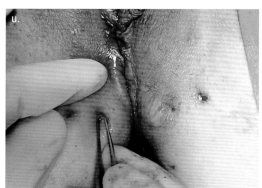

图6-135　t　贴根剪去多余线头；u　将线结塞入进针孔深层

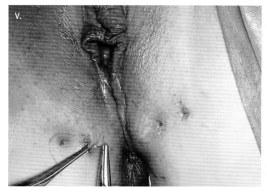

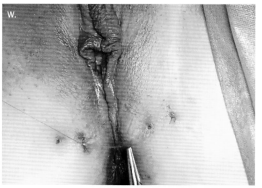

图6-135　v、w　用7-0尼龙线缝合所有进针孔，操作完成（操作者：孙音）

触类旁通

（1）使用其他线体材料，或者生物束带（即动物筋膜或真皮类产品），也可以使用这种方法操作，原理和操作方法都一样。

（2）在此方法的基础上，可在阴道内壁额外增加一个小环DHG，以增加收紧效果（图6-136a）。也有医生使用一条线穿行成左右双环，呈8字形缝合（图6-136b）。其根本原理都相同，仅招式表现各有差异而已。

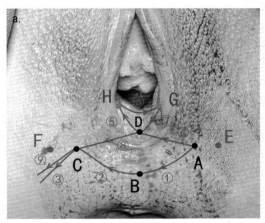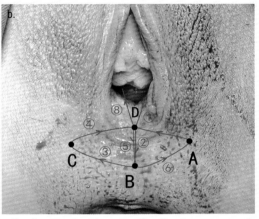

图6-136 a 阴道内壁增加个小环；b 左右双环8字形缝合法

注意

（1）以往用的方法，是在两个环下缘的B点一并打结（图6-137a、b），既方便又隐蔽，但后来发现，在这个位置打结，在性生活的时候，会有触碰拉扯的疼痛，故现在更建议一左一右，分别在C、E两点打结。当然，镜向选择A、F点打结也是可以的。

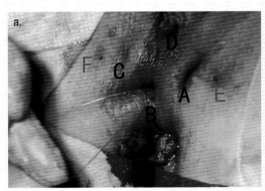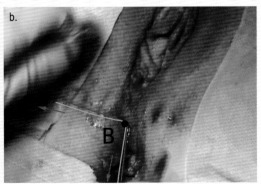

图6-137 a、b 以往的方法，两个环都在B点打结

（2）要特别注意**无菌操作**，术后每日清洁消毒，建议至少1个月内禁止性生活，防止发生感染（图6-138）。

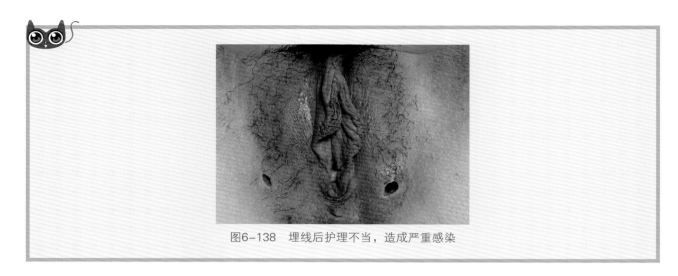

图6-138　埋线后护理不当，造成严重感染

阴道壁填充（★★★☆）

这种埋线法虽然并不能直接收紧阴道口，但可以使阴道内壁形成条索样凸起及增生，以增加摩擦力，达到触感加强的效果，即可增加快感。

最常用的是爆炸线，直接穿刺于阴道黏膜层下（图6-139），即可形成临时的凸起，待线体吸收后，刺激增生形成的条索凸起能使效果维持更久。

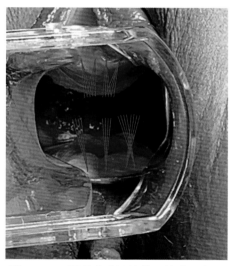

图6-139　阴道内壁爆炸线埋线法示意图

由于对外观的要求并不高，所以埋线方法可不拘一格，既可以线形埋线，也可以多股线网状交叉。埋线可直行进针，也可Z形进针，或毛球样埋线法（详见下页），方法多变。只要层次准确，任意埋线，形成后期阴道内壁的增生隆起，增加触感即可。

也可使用螺旋线及网管线，但是为了避免性生活时刺破黏膜，不建议使用硬度较大的锯齿线。

G 点填充（★★★★）

G点是由德国妇产科医生恩斯梯·格拉齐拍首先提出的，故以他的名字命名，全称Grafenberg spot，是女性阴道前壁周围的一个区域，围绕着尿道，也是尿道海绵体的一部分，一般相当于1分硬币大小。

G点一般位于靠阴道口3～4cm处（女性阴道从外向内约1/3处），是女性的敏感带，当受到刺激时，能够引起高度性兴奋，它很可能就是恩斯梯氏腺所在之处。

虽然学术界对于G点是否存在，尚未达成一致观点，但作为一个高度敏感区，还是很容易通过触压，并询问患者的反馈，而找到这一区域的（图6-140）。

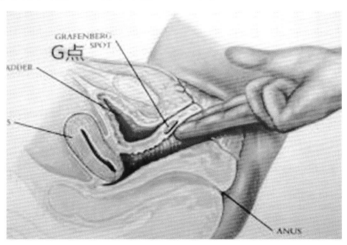

图6-140　通过触压寻找G点

找到G点后，局麻，然后使用爆炸线或网管线，用毛球样埋线法（图6-141a、b）将线塞入G点区域的黏膜下，使G点区域略隆起于阴道表面，即可更容易接受到阴茎的刺激，而得到更强烈的兴奋感。

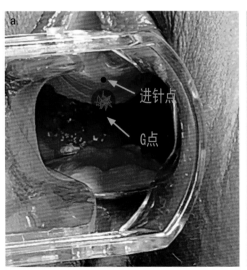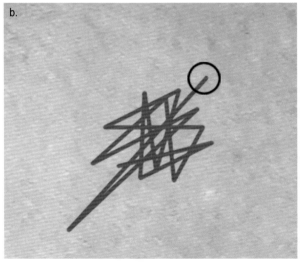

图6-141　a　毛球样埋线填充法填充G点；b　毛球样填充示意图

毛球样埋线法的灵感源自于快翘线的长线反复穿刺，用之于平滑线，可以将一根直线在体内揉成一团，如毛线球样，故如此命名（详见120页）。

除平滑线外，爆炸线、网管线都可使用这种方法，使局部凸起，增加触感。这些局部凸起在面部会严重影响外观，而在阴道内壁，外形就无关紧要了，有感觉就行。

阴道壁的其他填充（★★★☆）

除G点外，一些传说中的"性学家"还发现了A点和U点。

A点

A点最近刚刚被研究者发现，A点位于G点和子宫颈的中间。它可以接受直接刺激，也可以通过摩擦阴道壁得到刺激。在性交过程中，试着坐在床头，让伴侣从前面进入。这样的姿势更容易增加对A点的刺激与摩擦。能使女性更完美地享受性爱高潮。

U点

U点位于阴道入口处2.5cm左右。人们经常把它同G点搞混。U点的刺激会使人产生排尿的欲望。当U点刺激与阴蒂刺激联合进行时，会取得更好的效果。

如果能找到这些传说中的点，直接用G点的填充方法填充即可，若找不到，可随意在阴道壁各区域散在地植入一些爆炸线，形成一个个点状凸起即可（图6-142）。

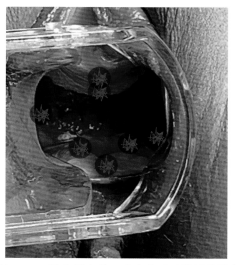

图6-142　随意地多做几个点状毛球样埋线填充

埋得线越多，男女双方的触感增加得越大，但要注意避免磨损黏膜所引起的感染，植入时层次可以稍深一些。

> **注意**
>
> （1）毛球样埋线法术后至少1个月不要有性生活；锯齿线阴道紧缩术，建议最好3个月内不要有性生活。
> （2）保持清洁，防止感染，1周内最好使用专门的阴道洗剂每天清洗。

男性私密埋线（★★★☆）

男性私密很少有人开展，毕竟多数有这需求的患者也通过伟哥、印度神油等药物解决了。

线雕对阴茎的长度、直径和硬度都没法起到本质的提升作用，只能通过增加凸触点来增加双方的敏感度（图6-143）。

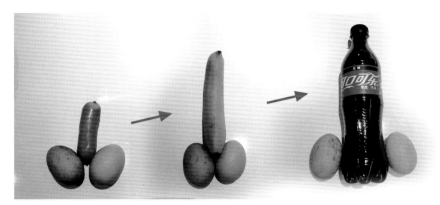

图6-143 有些男性所不断追求的

多少会有一些有特殊需求的男性，需要增加触感，用可吸收的爆炸线，使用毛球样埋线法，使阴茎皮下形成一个个小颗粒，或者不规则的条索样凸起（图6-144a、b）。操作方法与阴道黏膜埋线基本一致，由于视野更好，故更加容易操作。相比传统的往阴茎皮下植入硅胶圆珠，或玻尿酸注射，埋线的安全系数更高。

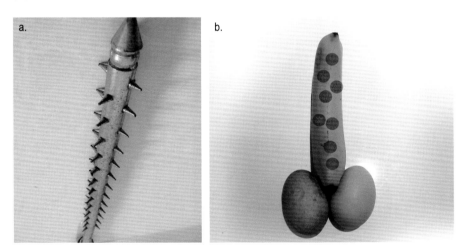

图6-144 a 目的，增加更多凸触点；b 手法，毛球样埋线填充法

 其他部位：颈、臂、腹、背、臀、腿等

颈部埋线（★★☆）

每道颈纹紧贴真皮层的皮下浅层植入1～2根平滑线，切勿过多，较长的颈纹可以用几根线接力，采用标准的平滑线操作方法如下（图6-145a～d）：

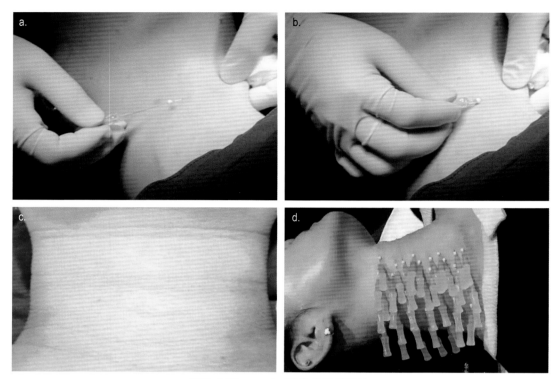

图6-145　a～d　颈纹的埋线操作

平滑线对颈纹的填充效果很难掌控，埋少了可能没效果；埋多了，由于颈部的组织很薄，且一直处于不停的运动中，容易诱发增生出现局部的线状凸起，故并不太推荐。

手臂埋线（"蝙蝠袖"的矫正）（平滑线★★ / 锯齿线鞋带法★★★ / 配合吸脂手术★★★★☆）

传统的刺猬流效果极其有限（图6-146），锯齿线使用鞋带法操作（参考前文236页），可以有效地紧致上臂赘肉，以上臂吸脂为主打，术后即刻使用锯齿线收紧，可达到最佳效果（图6-147）。

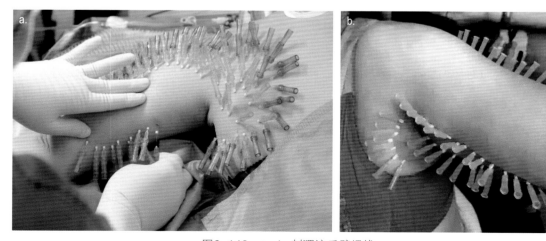

图6-146　a、b　刺猬流手臂埋线

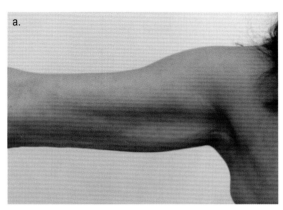
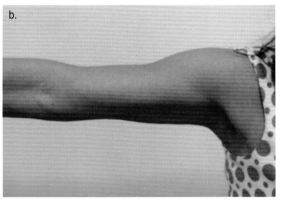

图6-147　a、b　局部抽脂+鞋带法埋线后（悦升线阿卡多教授案例）

腹部埋线（平滑线★★ / 平滑线配合溶脂针★★☆ / 锯齿线★★★ / 抽脂＋锯齿线★★★★）

"黑针会"曾经流行过"刺猬流"腹部网状交叉埋线法〔图6-148a～c〕，理论上可以紧致腹部皮肤，但效果极其有限，并不推荐。

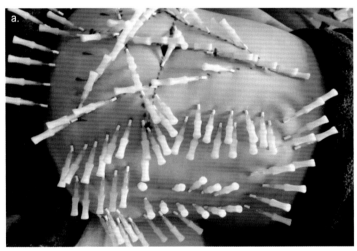
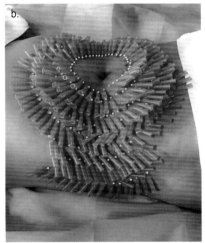

图6-148　a、b　早些年"黑针会"流传的刺猬流埋线法

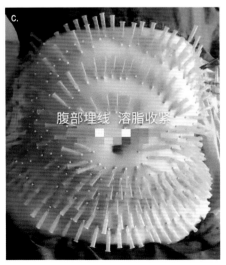

腹部埋线 溶脂收紧

图6-148　c　刺猬流+溶脂针可稍增强效果

意大利的阿卡多教授将双向锯齿线收紧作用开发到了极致，作者也颇为佩服。

他所开发的悦升线有专门针对腹部收紧的套餐包装（图6-149a），其本质原理就是连续的双向锯齿线由外向内聚拢（图6-149b），配合抽脂手术，效果更佳，只是没法解决特别严重松弛的问题。

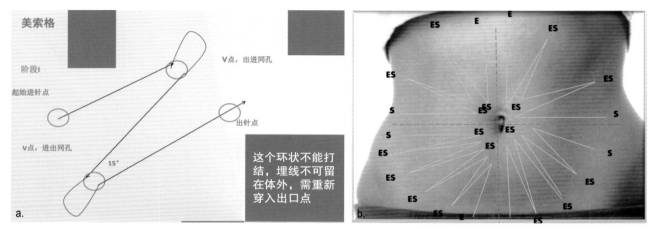

图6-149　a、b　悦升线的腹部埋线示意图

背部埋线（★★）

几年前偶见刺猬流，现几乎无人使用（图6-150）。

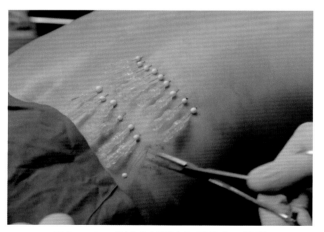

图6-150　背部"刺猬流"网状交叉埋线

臀部埋线（刺猬流★★，吸脂后臀股沟双向锯齿悬吊★★★★★）

几年前常见臀部的"刺猬流"埋线法，虽然能够达到臀部皮肤紧致的效果，但一般一边至少要埋300根以上的线才能看到些效果，故现很少有人使用（图6-151a～c）。

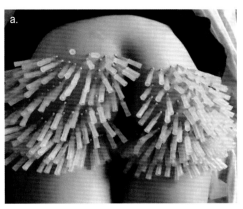

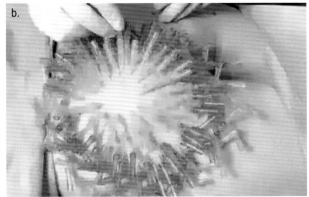

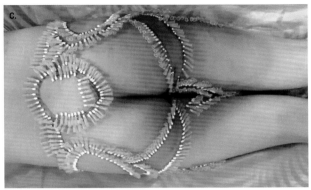

图6-151 a~c 臀部的刺猬流埋线法，不得不承认，有些外观极其优美

想要通过线的倒钩，对抗重力，将臀部提起来，其难度比胸部还大，毕竟臀部的重量更大，且位于运动牵拉的部位，坐位的压迫也会影响全臀提升的效果。

臀股沟对于臀部的形态影响至关重要（图6-152）。

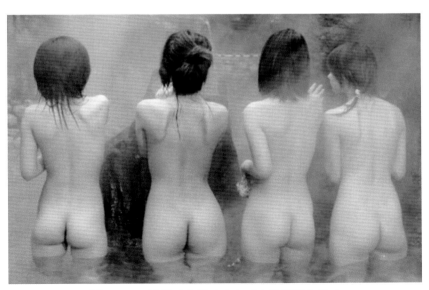

图6-152 臀部（含臀股沟）对女性身形的影响

如果只是要求将臀股沟处用双向锯齿线勒出一道凹陷来，倒是很容易办到，配合吸脂效果更佳（图6-153a、b），可以达到很好的臀部塑形效果。

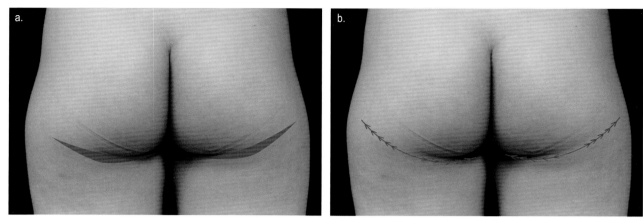

图6-153　a　臀部抽脂区域；b　"内向型"双向锯齿悬吊拉紧形成更明显的臀股沟

腿部埋线（★★）

几年前偶见刺猬流，现几乎无人使用（图6-154a～d）。

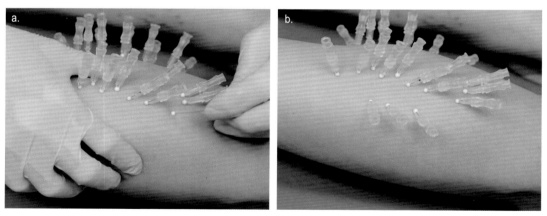

图6-154　a、b　刺猬流腿部埋线

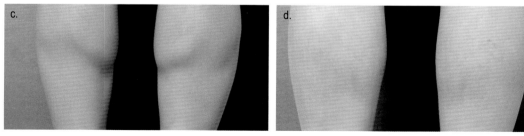

图6-154　c、d　术前与术后即刻对比（作者认为，这个术后效果是由于术后的肿胀，将原本肌肉边缘的轮廓感给填平了。术后的酸痛，也会让患者放松肌肉，从而得到了如此明显的即刻对比效果）

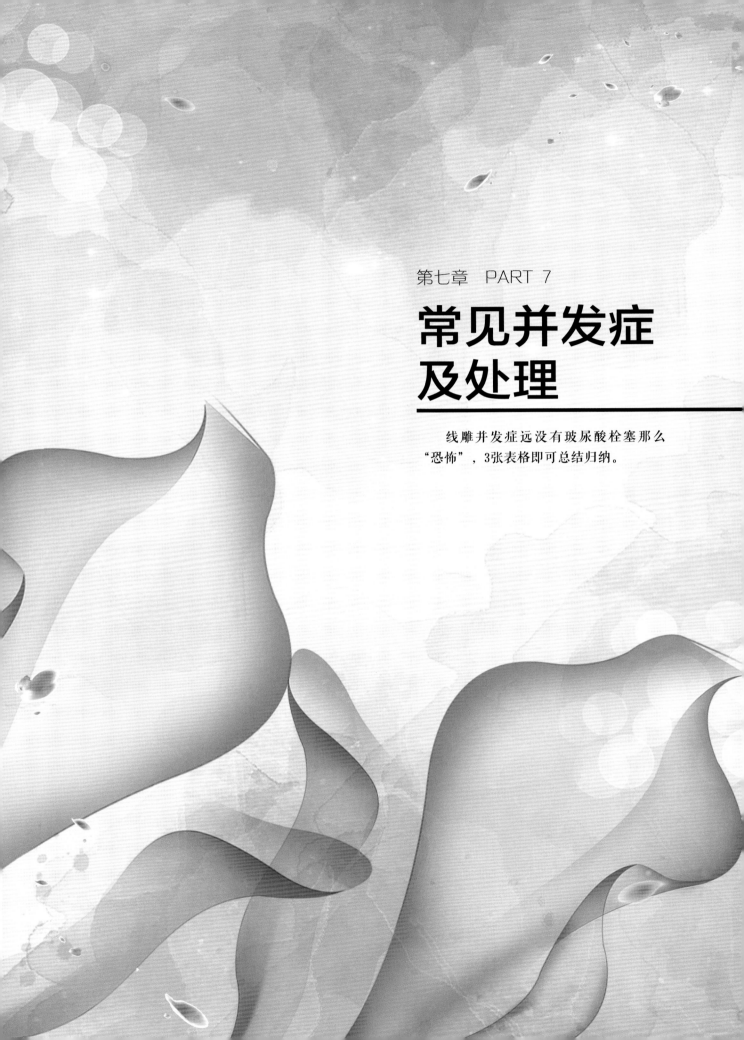

第七章　PART 7

常见并发症及处理

　　线雕并发症远没有玻尿酸栓塞那么"恐怖"，3张表格即可总结归纳。

埋线的并发症并不多，且多不严重，很多常见的不良反应，已经在前面章节中列出，这一章总结几个表格（表7-1~表7-3），方便读者查询。

表7-1 不可避免的副作用，术后常见的现象

症状、表现	原因	处理方法	补充说明
水肿、瘀青	皮下小血管出血 皮下损伤后组织液渗出 线体异物反应导致的组织液渗出包裹	48h内冰敷，72h后适当温敷	**等价交换**，想要有收获，必须要付出相应的代价，早期肿得越厉害，远期效果越好
牵拉痛	活动时锯齿对组织的牵拉刺激	无须进行特殊处理，严重的术后的前3天可口服少量止痛片	锯齿线植入后的正常现象，悬吊流更加明显，没有牵拉感，就没有提拉力
偏头痛	中、下面部悬吊时，固定点在颞部时常见，尤其是逆向进针，有部分线体在发际线内的，在水肿期，肿胀压迫后更易出现这种症状	无须进行特殊处理，严重的可口服少量止痛片	
轻度的凹凸不平	早期牵拉点肯定会有凹陷；另外，面部整体会水肿，有线在的位置会因为线的支架固定作用而无法张开，没有线的区域则会显得更加肿大，使凹凸不平看着更加明显	正常流程术后护理，无须特殊处理	要有提升效果，必须有牵拉点，拉紧了，肯定会有拉紧的着力点局部表现
进针孔色素沉着	进针的开孔是不可避免的组织损伤，正常修复过程中，会有一段时间的色沉	粗针的进针孔尽量开在隐蔽位置，如发际线边缘甚至发际线内 尽量减少面部明显部位的开孔 若要逆向进针，建议使用23G或更细一些的线较大的进针孔建议缝合1针	多数情况下，会随时间而淡化，不必在意，毕竟针孔的损伤远小于常规手术的切口

症状、表现	原因	处理方法	补充说明
再次下垂	线是可以吸收的，而重力是无时不在的，线的拉力只会越来越弱，而重力永远不变	适时补线，少量多次	无论吃得多饱，都会再饿

表7-2 操作或护理不当而出现的并发症

症状	原因	处理方法	补充说明
面部不对称	双侧埋线不对称，与线的数量、位置、深度、松紧度不同有关，这些因素都有可能造成两边的不对称	若患者对整体效果不满意，1个月左右就可以补线，较松的一侧可适当多补几根 双侧不对称不明显的可以在3~6个月后二次埋线时适当调整	没有一个人的脸是完全左右对称的，术前充分评估原本的不对称度，并留影像资料。术前进行心理评估，对于强迫症患者尤应慎重
表情怪异	埋线过紧，提拉力量方向不正确所致	用力按摩，使组织脱钩	如果是快吸收的PDO线就不必过于担心。适当的过度矫正远期效果反而更好
异常增生	埋线过多、过浅造成	有条件的话尽量将线取出 无法取出的，没有感染的，可以少量多次注射小剂量低浓度的曲安奈德	PLLA、PCL线的异常增生可能会在1~2年以后出现，很难完全处理满意，故谨慎使用，严格把控适应证
埋线腔隙感染、脓肿	术中无菌观念不强，植入过多的线体，导致局部有空腔，或术后护理不当等	一旦出现感染，尽量取出植入的线，若线体已经降解，可能需要手术抽刮，并反复冲洗。术后引流，适量使用抗生素	线体为人体内的异物，出现感染，首要的就是先清除异物，要不很难痊愈。注意无菌观念，以预防为主
静态性、动态性线头显形，线头或线结外露	进针口或出针口处的线头处理不当，残留过长或残端导入不够深。有些部位的动态表情也可能会使线头稍移位 鼻尖塑形时，张力过大	保持随诊，如有异常时复诊，一旦发现，尽早处理，仅需将顶出的，或即将顶出的线头剪短即可	若长期不处理，可能导致组织损伤后诱发感染，就必须将整根线取出了

症状	原因	处理方法	补充说明
体表可见线体轮廓	埋线过多、过浅	尽量尽早取线，避免刺激增生后，局部增生凸起加重	如果是较隐蔽部位的轻度凸起，或仅能触摸到轻度凸起或硬结，视觉上并无明显异常，可待线自行吸收，不必进行特殊处理
	线体扭曲	严重的尽早取线；不严重的，且是PDO线，可不处理，待其自行吸收	
严重的凹凸不平	埋线过浅	尽量取线	PDO线吸收快，作用小，副作用也轻，相对更安全，出现这些现象就不用过于紧张
	悬吊力量过强	用力按摩使组织脱钩	
	局部悬吊力量不均匀	适当补充线，使力量均匀	
神经损伤、局部面瘫	暴力操作锯齿线，尤其是暴力拔线时，倒钩可能会锯断神经，后果严重	对症治疗，心理安慰，必要时使用肉毒素抑制正常一侧的表情，使双侧对称	罕见，取线时务必要边旋转边取线，可使切割锯齿线的锯齿收拢。压印锯齿线钩挂能力强，不当操作更易出现这种情况，故更建议由经验丰富者操作，效果越好，副作用越大
其他组织损伤（如腮腺等）导致局部异常肿胀	暴力操作锯齿线，尤其是暴力拔线时，倒钩可能会锯断腮腺导管	组织修复，对症治疗，如使用阿托品抑制腺体分泌等	掌握好层次手感，勿暴力操作，损伤不可逆
超声刀、热玛吉后烫伤	线体的吸热效应大于正常组织，导致局部过热	按局部组织烫伤处理。线体吸收完之前，不宜进行这些超声或深层热效应类的治疗。不确定的情况下，先将仪器调到较小功率，安全第一	PDO线埋线后至少半年不要做此类治疗，PLLA线与PCL线植入后更要慎重

表7-3　因线体材料原因而出现的并发症

症状	原因	处理方法	补充说明
感染、异物肉芽肿	伪劣产品，或保存不当，细菌污染	清创取线，应用抗生素	
远期的异常增生	慢吸收线容易出现	尽量取线，少量多次谨慎注射曲安奈德	
线体残留、触摸硬节	早期的不可吸收线，或含有不可吸收成分的伪劣产品	若无异常情况，能不处理尽量不处理。若有感染，尽量取线	如早期的金丝埋线，以及传说中的镀金的PDO线，完全是让人缴"低智商税"的产品，忽悠您没商量
过敏排异、红肿难消、组织溃烂等	正规材料极罕见 伪劣产品的线由于杂质多，过敏排异率会高很多	尽量取线，应用抗过敏药或少量激素对症治疗 选质量可靠的大品牌产品，不要贪便宜，选"三无"产品	总有一些特殊体质的人，与线体材料不兼容，纯属"中奖"，罕见

曹思佳七色丛书推荐

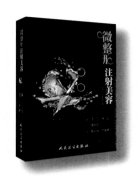

微整形注射美容

定价：148.00 元　编著：曹思佳

内容简介

本书是曹思佳于 29 岁时完成的第一部医学专著，于 2013 年 8 月由人民卫生出版社出版，为国内目前最为畅销、内容最为全面的微整形著作，广受读者朋友的好评，出版 8 年就已加印 23 次，正版销量突破 15 万。几乎成为微整形医生人手一册的必备专业参考教材（此书已惨遭盗版，切勿贪图便宜购买到印刷质量低劣的图书）。

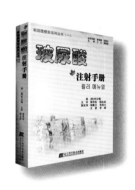

玻尿酸注射手册

定价：199.00 元　原著：（韩）申汶锡　主译：曹思佳　杨永成

内容简介

全球第一部使用"百度"和"google"翻译的医学专业书籍，标志着网络智能时代一个新的开始。

韩国医生以注重细节见长，比如书中重点着墨的"巴黎唇""韩国唇"等，以往我们并不是太重视的一些地方，如嘴唇的上翘与外翻形态的掌控，书中均有非常详细的描述。在翻译过程中不断地学习，也使得译者的一些技术细节水平得到了相当大的改善与提高。

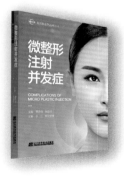

微整形注射并发症（上册）

定价：268.00 元　编著：曹思佳　张建文

内容简介

由曹思佳、张建文老师主编的《整形注射并发症》一书 2015 年 12 月出版，这是一本全面系统地介绍微整形并发症的专业书，全书分为 10 章，包括微整形注射并发症的概述、肉毒素、玻尿酸、胶原蛋白、骨粉、生长因子、溶脂针、美白针、PRP 技术、PDO 线、水光枪等填充材料在注射时及注射后可能发生的并发症及处理方法。并重点介绍了栓塞、超敏反应的症状和预防、处理方法以及如何辨别假药等内容。

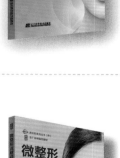
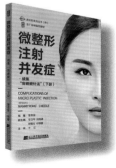

微整形注射并发症·续集（下册）

定价：97.00 元　编著：曹思佳

内容简介

本书是《微整形注射并发症》一书的补充版，是对书中第四章栓塞的补充版本，主要对栓塞的针刺疗法进行了全面系统的介绍，从原理到操作，从工具到技巧都有很详细生动的介绍，同时随文配了大量的案例图片，以问答的方式阐释每一个真实的案例，为栓塞的治疗提供更为有效的解决方法。

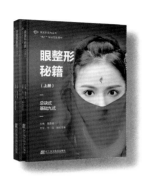

眼整形秘籍（上、下册）

定价：468.00 元　编著：曹思佳

内容简介

　　本书分为上下两册，3 个部分。第一部分介绍了眼整形的总诀式；第二部分介绍了眼整形操作的基本 9 个招式；第三部分介绍了眼整形手术的具体操作方法。本书特点鲜明，作者开篇用各种小故事和武侠小说的情节把个人的心得体会做了生动的总结，后面介绍了眼部整形的各种术式，除了详细记录了公认的规范性的招式外，更加难得的是——展现了各种变化，还能结合自己的临床经验，把每个招式的注意事项、心得体会等毫无保留地分享给读者。可谓有特点、有个性、有内容、有技术。

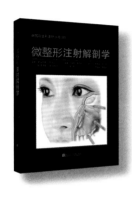

微整形注射解剖学

定价：198.00元　原著：（韩）金熙真　（韩）徐丘一　（韩）李洪基　（韩）金智洙　主译：王琳琳　曹思佳　王勇

内容简介

　　本书主编是享誉世界的韩国专家金熙真（Hee-Jin Kim）教授，本书是微整形注射的解剖教科书，将面部进行分区，介绍对每一个分区进行注射的解剖知识和注射层次，包括额部、颞部、眶周、中面部、下面部、私密部位、其他注射部位的解剖知识，解剖图片为灌注后的新鲜尸体图，并配手绘图进行详细解释，更为形象地为读者展示注射部位的解剖注意事项，并在介绍解剖知识的同时，介绍了可能会发生的并发症以及如何避免的方法。

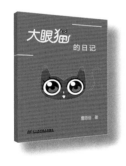

大眼猫的日记（即将出版）

定价：39.00 元　编著：曹思佳

内容简介

　　在医学类专著封笔后，曹思佳第一部笔记类著作，通过三十几篇文章，系统讲述了一个整形医生技术上的成长经历，以及求职创业的历程。以供年轻的想走整形美容这一道路的医生作为参考，少走弯路。这部小红书，也将七色丛书的色系集齐了。

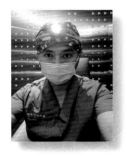

有了这些书，也许你还需要一盏指路明灯

曹医生的微店（东厂直营店）
扫码进店

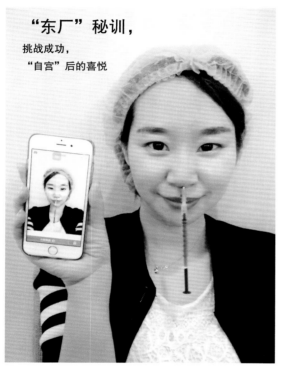

秘東
訓廠

现"东厂"已有四天三夜的**"葵花宝典读者交流会"**与为期3天的**"独孤九剑读者交流会"**两大系列课程，开厂3年有余，培训有证医生数百名，获得了业内医生的良好评价，保持着零差评的记录。

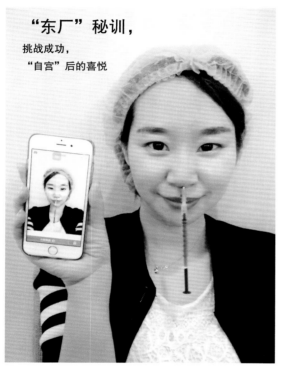

"东厂"秘训，
挑战成功，
"自宫"后的喜悦

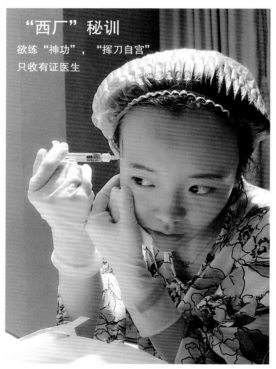

"西厂"秘训
欲练"神功"，"挥刀自宫"
只收有证医生

微信热线：

"东厂"眼整形，"李公公"

"东厂"微整形，"王公公"